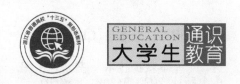

职业教育教材
"健康中国2030"素质教育系列教材
浙江省普通高校"十三五"新形态教材

Basic first-aid skills

基本救护技术

费素定　主　编 ■
王小丽　马怡婷　副主编 ■

ZHEJIANG UNIVERSITY PRESS
浙江大学出版社

图书在版编目(CIP)数据

基本救护技术 / 费素定主编. —杭州:浙江大学
出版社,2020.9(2024.8重印)
ISBN 978-7-308-20378-4

Ⅰ.①基… Ⅱ.①费… Ⅲ.①急救－基本知识 Ⅳ.
①R459.7

中国版本图书馆 CIP 数据核字(2020)第 126372 号

基本救护技术

主　编　费素定

策　　划　马海城
责任编辑　阮海潮(1020497465@qq.com)
责任校对　蔡晓欢　陈静毅
封面设计　续设计
出版发行　浙江大学出版社
　　　　　(杭州市天目山路 148 号　邮政编码 310007)
　　　　　(网址:http://www.zjupress.com)
排　　版　浙江大千时代文化传媒有限公司
印　　刷　杭州高腾印务有限公司
开　　本　787mm×1092mm　1/16
印　　张　10.25
字　　数　269 千
版 印 次　2020 年 9 月第 1 版　2024 年 8 月第 8 次印刷
书　　号　ISBN 978-7-308-20378-4
定　　价　55.00 元

《基本救护技术》
编委会

主　编　费素定

副主编　王小丽　马怡婷

编　委（按姓氏笔画排序）

王小丽　（宁波卫生职业技术学院）

王国文　（宁波市急救中心）

马怡婷　（浙江舟山群岛新区旅游与健康职业学院）

刘桂娟　（宁波卫生职业技术学院）

查彦红　（宁波卫生职业技术学院）

费素定　（宁波卫生职业技术学院）

贺鹤群　（宁波市第一医院）

徐金梅　（宁波卫生职业技术学院）

童开妙　（浙江工商职业技术学院）

前　言

在现代社会中,临床急危重症患者、意外伤害事件不断增多。现代急诊医学指出,公众对救护知识与技能的掌握情况是衡量社会文明程度的一个重要标志。"急救应从现场开始",学习救护技术,提高急救现场的自救互救能力越来越受到人们的重视。

《国家中长期教育改革和发展规划纲要(2010—2020)》明确指出,重视安全教育、生命教育,提高学生综合素质是国家教育发展的战略主题。安全教育、生命教育的核心内容就是掌握救护的基本知识与技能。学生通过"基本救护技术"课程的学习,养成珍惜生命、爱护生命的责任意识,形成"时间就是生命"的急救意识,能熟练进行心肺复苏、外伤止血、包扎、固定、搬运等现场急救,对常见急症、意外伤害、突发事件进行自救和互救,降低高校学生意外伤害事件的发生率,并逐渐成为创建平安校园的一个重要组成部分。大学生接受急救培训,除提高自救互救能力和自身素质外,由于他们毕业后将去往全国各地,作为流动群体,还可形成广泛的急救知识传播载体,成为院前急救的骨干力量。

"基本救护技术"课程教学质量的保证,还有赖于一本高质量的教材。本教材由宁波卫生职业技术学院、浙江舟山群岛新区旅游与健康职业学院、浙江工商职业技术学院及宁波市急救中心、宁波市第一医院等医疗单位合作开发。编写人员既有高职院校专任教师、浙江省红十字会救护一级师资,也有具有丰富临床经验的一线急诊专家。

本教材以美国心脏协会新版《心肺复苏与心血管急救指南》、中国红十字总会编著的有关救护师资培训教材为基准。全书以任务驱动,共分九个任务,即认识红十字运动、认识应急救护、气道异物梗阻急救、心肺复苏、外伤救护技术、意外伤害救护、灾难救护、急性中毒救护、常见急症救护。其中,心肺复苏、外伤救护技术为核心任务。还将思维导图、教学 PPT、微课、演示视频等数字资源,以二维码形式嵌入教材,学习者通过扫描二维码即可观看教学资源。一书在手,实现多媒体教学,满足人们自主、高效、快捷地学习的需求,提高急救培训的效率。

　　宁波卫生职业技术学院"基本救护技术"课程是首批国家精品在线开放课程。读者可通过浙江省精品在线开放课程共享平台(http://zjedu.moocollege.com/)进行学习。

　　本书以大学生为主要阅读对象,也可作为教师、机关干部、交警、消防队员、志愿者及广大市民等应急救护培训教材。由于我们水平有限,书中难免有不足之处,敬请专家和读者批评指正,邮箱为 383291860@qq.com,以便再版时完善。

主　编

目　录

任务一　认识红十字运动

学习目标

1. 能阐述红十字运动的起源与组成。
2. 能识别红十字运动标志及其含义。
3. 能说出红十字运动基本原则及红十字运动主要纪念日。
4. 能说出国际人道法的主要作用。
5. 能阐述中国红十字事业的基本内容。

红十字运动是人类文明进步的象征，是至高无上的人道主义成就，是人类社会发展的必然产物。

【案例导入】

1859年6月25日，瑞士日内瓦商人亨利·杜南外出办事，途经意大利北部的索尔弗利诺村庄时，被眼前的惨象震惊了：奥地利陆军与法国—撒丁（意大利邦国之一）联军共30多万人正在进行激战（图1-1），因缺乏医疗救护，约有4万多死伤的士兵被遗弃在战场，尸横遍野，血流成河，惨不忍睹。面对如此惨象，亨利·杜南做了些什么呢？

第一，停止其他所有的事情，立即施以援手。

第二，果断地在附近的教堂里设立了一所临时医院，以便让那些奄奄一息的伤员可以在和平与安静的环境中得到护理和治疗。

第三，动员和组织附近村里的老人、妇女和一些军医与他并肩工作，尽力提供最大的帮助，并对法国士兵与奥地利士兵一视同仁进行救助。

第四，和村民们一起夜以继日、不知疲倦地照料着这些战争受害者，同时还记录了垂死士兵的临终遗言，并寄给他们的亲人……

在血腥、残暴的战争环境中，亨利·杜南和村民们的举动，闪耀着人道的光辉！

问题：如果那时路过此地、目睹惨象的不是亨利·杜南而是你，你会怎么做？

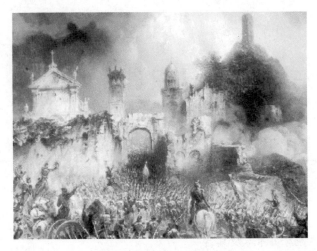

图 1-1　索尔弗利诺战役

一、红十字运动的起源和组成

(一)红十字运动的起源

红十字运动起源于战场救护。1859 年那场索尔弗利诺战役是红十字运动发展的直接源头,而博大精深的世界文化中涵盖的"人道""博爱"的理念,实为红十字运动之本源。

亨利·杜南(图 1-2)诞生于瑞士日内瓦。亨利·杜甫在索尔弗利诺战场组织参与救护后回到了瑞士日内瓦,被遗弃在索尔弗利诺战场上 4 万多受伤或垂死之人的惨象在他的脑际萦绕,使其久久无法释怀,于是,他把战场救护的经过和想法等写了下来。1862 年 11 月,亨利·杜南的《索尔费利诺回忆录》(图 1-3)出版,书中提出一个伟大的设想,即以下两个建议(图1-4):

一是设立救助组织,即在各国设立全国性志愿伤兵救护组织,平时开展救护技能培训,战时支援军队医疗工作;

二是签订一份国际公约,给予军事医务人员和医疗机构及各国志愿的伤兵救护组织以中立地位。

亨利·杜南的设想引起一定的反响,其建议得到了日内瓦 4 位知名人士的赞赏与支持。1863 年 2 月 9 日,亨利·杜南与日内瓦公共福利会会长莫瓦尼埃(Moynier)、杜福尔(Dufour)将军、阿皮亚(Appia)医生和莫诺瓦(Maunoir)医生共 5 人在瑞士日内瓦宣告成立"伤兵救护国际委员会"(又称"日内瓦五人委员会",图 1-5),这标志着红十字运动的诞生。1875 年,"伤兵救护国际委员会"改名为"红十字国际委员会"。

1-1 思维导图
认识红十字
运动

1-2 PPT
认识红十字
运动

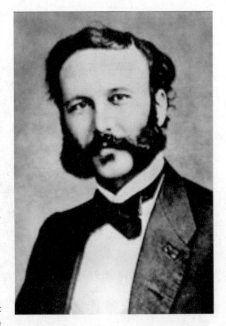

图 1-2　亨利·杜南(1828—1910)

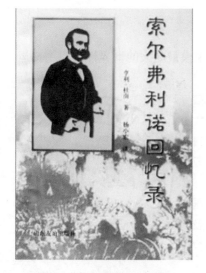

图 1-3　索尔弗利诺回忆录

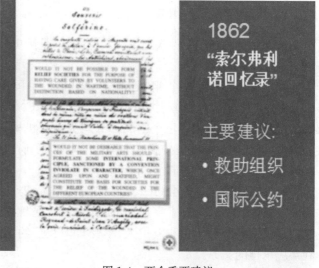

图 1-4　两个重要建议

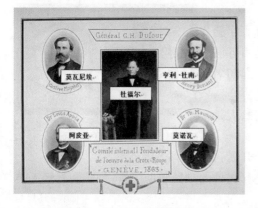

图 1-5　日内瓦五人委员会

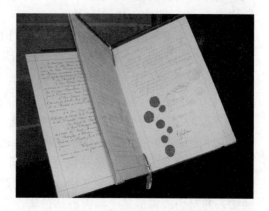

图 1-6　第一个日内瓦公约

　　1863 年 10 月 26 日,日内瓦国际会议召开,会议通过了 10 项决议。1864 年 8 月 8 日至 22 日,在日内瓦召开会议,即"关于中立化在战地服务的军队医务部门的国际会议",与会的 12 个国家正式签署了第一个日内瓦公约——《关于改善战地陆军伤者境遇之日内瓦公约》(图 1-6)。亨利·杜南的伟大设想变成了现实。

　　红十字运动始终围绕着亨利·杜南在《索尔费利诺回忆录》中提出的两项重要建议的轨迹向前发展。人们尊称亨利·杜南为红十字之父,1910 年 10 月 30 日,他在海顿与世长辞,享年 82 岁。他的墓碑(图 1-7)上没有墓志铭,只有一幅大理石浮雕:一个救护员跪在一个垂死之人的旁边,喂给他生命的甘露。

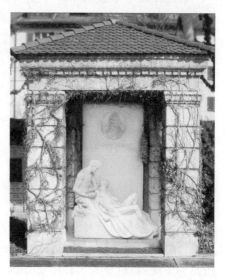

图 1-7　亨利·杜南墓碑

(二)红十字运动的组成

红十字运动是国际性人道主义救助团体,是历史最悠久、规模最庞大的世界性人道主义运动组织。

红十字运动有三个组成部分,即红十字国际委员会(ICRC)、红十字会与红新月会国际联合会(IFRC)和国家红十字会或红新月会(NS)。三个组成部分均为独立机构,有着各自的地位,但任何时候都应按照红十字运动基本原则行事,为完成共同任务而开展各自的工作,并相互合作。

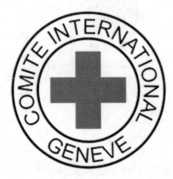

图1-8 国际委员会标识

1.红十字国际委员会(ICRC) 红十字国际委员会简称国际委员会(图1-8),是红十字运动的创始组织,是日内瓦公约及其附加议定书的倡导者和监护人,享受日内瓦公约所赋予的权利与应承担的义务。

国际委员会是较为特殊的国际民间组织,既具有瑞士民法主体资格,也具有国际法主体资格。

2.红十字会与红新月会国际联合会(IFRC) 红十字会与红新月会国际联合会简称国际联合会(图1-9),是由各国红会组成的国际联盟。国际委员会创立于1919年,起初名为"红十字协会",1983年改为"红十字会与红新月协会",1991年改为"红十字会与红新月会国际联合会",创始人是美国红十字会战时委员会主席亨利·戴维逊。

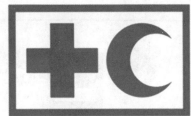

图1-9 国际联合会标识

国际联合会的主要职责是促进和协调各国红会开展自然灾害的救济和其他人道主义活动,协助武装冲突地区以外的难民救助工作,预防和减轻人类的痛苦并努力改善最易受损害群体的境况。

3.国家红十字会或红新月会(NS) 国家红十字会或红新月会简称各国红会,是本国政府人道工作的助手,是红十字运动的基本成员和重要力量,是独立自主的全国性团体。目前,全世界共有190多个国家红会。各国红会根据各自的章程和本国立法从事符合红十字运动宗旨和基本原则的人道工作。

(三)红十字运动的法定机构

1.红十字与红新月国际大会,是红十字运动的最高审议和决策机关,出席会议的代表除各国红会、国际委员会和国际联合会外,还要有日内瓦公约缔约国的政府代表参加。每4年召开一次。

2.红十字与红新月运动代表会议,由各国红会、国际委员会、国际联合会三方面组成。每2年召开一次。

3.红十字与红新月常设委员会,两届国际大会之间的大会代表机构(常设)。由9名委员组成:国际委员会2名、国际联合会2名,国家红会5名。负责研究组织国际大会的召开和跟进落实情况、负责亨利·杜南奖评选和颁奖。

二、红十字运动的基本原则

红十字运动的基本原则是以亨利·杜南在《索尔弗利诺回忆录》中所提出的基本理念为基础,随着红十字运动的实践与发展逐步形成的。

"人道、公正、中立、独立、志愿服务、统一、普遍"是红十字运动现行的基本原则,在1965年召开的第20届红十字与红新月国际大会上正式通过。它是红十字运动的理论基石和生存基础,是红十字运动全部组成机构必须遵守的特定的准则,是红十字运动各种行为的标准和规范,也是红十字会与其他人道组织不同的本质体现。

(一)人道

人道原则是红十字运动所有工作的基础。人道原则代表的是一种休戚与共的精神及救助人间苦难的实实在在的具体行动,旨在保护人的生命和健康,保障人类的尊严,促进人与人的相互了解、友谊和合作,促进持久和平(图1-10)。其要素是:

1.战争时期　对战俘给予人道待遇,对伤员给予救治,对平民给予保护。

2.和平时期　预防疾病、灾害、事故,营造有益于健康的安全的环境。

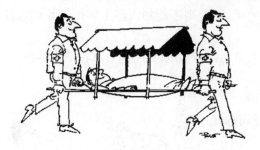

图1-10　人道

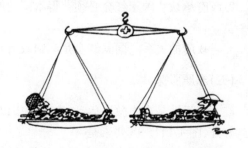

图1-11　公正

(二)公正

公正原则是红十字运动的精髓,不因国籍、种族、宗教信仰、阶级和政治见解而有所歧视,仅根据需要,努力减轻人们的疾苦,优先救济最需要的人(图1-11)。其要素是:

1.不歧视　对一切处于危难中的人在任何时候都给予帮助,不论他们是谁和属于谁。

2.相称性　给予苦难者与其痛苦程度相称的帮助。

3.排除个人偏见　将个人感情置之度外,对所有人都一视同仁。

(三)中立

中立原则是红十字运动的态度,即在处理问题时不偏向冲突的任何一方,任何时候都不参与涉及政治、种族、宗教或意识形态的争论(图1-12)。其要素是:

1.军事中立　不采取任何有可能促使有关各方加剧敌对的行动。

2.意识形态的中立　避开政治争论、宗教争论或意识形态争论。

3.国际委员会的特殊中立　以中立者的身份保护和救助战争或武装冲突受难者。

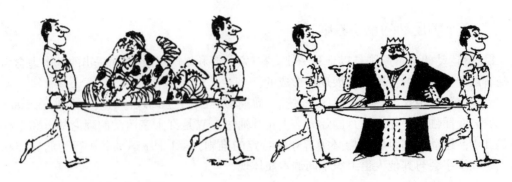

图 1-12　中立　　　　　　　　　　　　图 1-13　独立

(四)独立

独立原则是红十字运动的关键。红十字运动是独立的,虽然各国红会是本国政府人道工作的助手并受本国法律的制约,但必须始终保持独立(图 1-13),以便任何时候都能按本运动的原则行事。其要素是:

1. 抵御干扰　在红十字活动中不受各国政治、意识形态和经济水平等的影响。

2. 政府承认　国家红会必须获得本国政府的承认,否则不能加入红十字运动并成为其合法一员。

3. 与政府的关系　国家红会是本国政府在人道工作方面的助手,但有真正的自主权。

(五)志愿服务

红十字运动是志愿救济运动,绝不期望以任何形式得到好处(图 1-14)。其要素是:

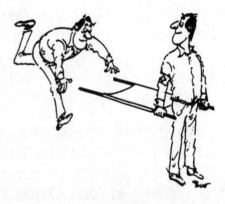

1. 人道的行为与象征　志愿服务是一种无私的表现,它体现人与人之间的一种出于自愿的休戚与共精神。

2. 国家红十字会独立性的体现　为了抵御众多压力,保持独立性,按基本原则办事,国家红会必须有众多的志愿工作者。

3. 对红十字运动提供经济支撑　志愿工作者不索取报酬,红会可以用更多的资金为社会提供服务。

图 1-14　志愿服务

(六)统一

任何一个国家只能有一个红十字或红新月会(图1-15)。它必须向所有人开放,必须在全国范围内开展人道工作。其要素是:

1. 是该国独一无二的红十字会或红新月会组织。

2. 必须一视同仁地吸收会员和志愿者。

3. 工作活动必须遍及整个国家领土。

(七)普遍

国际红十字与红新月运动是世界性的。所有的红十字会或红新月会都享有同等地位,负有同样责任和义务,并相互支援(图 1-16)。其要素是:

1.共同职责 苦难是普遍的,救助也是普遍的,倡导集体职责。

2.为发展而合作 为了进一步普及和发展红十字运动,红十字运动的各个组成部分之间应充分发挥互助合作精神,例如,富裕的、经验丰富的红会与贫穷的、资源缺乏的红会开展合作和援助,共同分担不分界的责任,就有利于促进社会的发展,提升红十字运动的普遍性。

3.平等的权利 在国际大会、代表会议及国际联合会大会上,每个国家只有一票表决权。

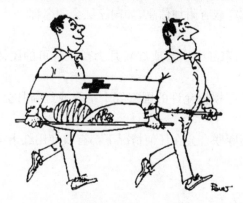

图 1-15　统一

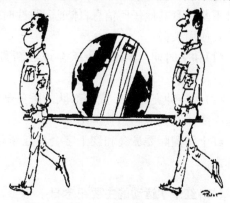

图 1-16　普遍

三、红十字运动的标志和主要纪念日

红十字运动标志,是红十字运动的象征,体现着当今世界的人道与同情。红十字运动纪念日旨在推进红十字运动事业的发展。

(一)红十字运动标志

1.红十字运动法定标志 目前,红十字运动法定标志有 3 个,分别为红十字(图 1-17)、红新月(图 1-18)和红水晶(图 1-19),享有同等地位。一个国家只能使用一个法定标志。

图 1-17　红十字标志

图 1-18　红新月标志

图 1-19　红水晶标志

(1) 红十字标志 1863 年 10 月,日内瓦国际会议通过一项议案:以印有红十字的白色袖章作为医务人员的保护性标志。1906 年 7 月,修订的日内瓦公约明确规定:把瑞士国旗的红底白十字颜色对调,变成白底红十字,作为救护员的保护性标志,以向亨利·杜南及瑞士政府致敬。

(2)红新月标志 1876 年,一些信奉伊斯兰教的国家,因宗教等问题,采用了红新月来代替红十字为标志。

(3)红水晶标志 1949 年以来,以色列因宗教原因拒绝使用"红十字"或"红新月"标志。2006 年 6 月,第 29 届红十字与红新月国际大会正式批准将"红水晶"定为国际红十字运动的第三个标志。

2.红十字运动标志的含义 红十字运动标志含有保护性和标明性。

(1)保护性 表明这是一个受国际人道法保护的人或物,不应受到攻击。

(2)标明性(又称识别性或指示性)　表明这是与红十字运动有关的人或物。红十字运动标志是一目了然的视觉符号,不传达任何有政治意识形态和宗教特征的信息。带有这一标志的人和物,在法律上既享受权利,同时也承担义务。

3.红十字运动标志的使用　红十字运动标志的尺寸及红色深浅都无具体规定,衬底一律为白色,十字、新月或水晶不得触及旗帜或徽章的边缘。体现保护性时,标志尺寸要尽可能大,并且不能载有其他任何信息;体现标明性时,标志应载有附加信息,如国家红会的名称。

4.使用人群

(1)和平时期　国家红十字会或红新月会;国家红十字会或红新月会授权许可的团体及个人。

(2)武装冲突时期　武装部队的医务部门;政府授权允许的国家红十字会或红新月会、民间医疗团体及其他志愿救护团体。

红十字国际委员会和红十字会与红新月会国际联合会在任何情况下都有权使用红十字运动标志。

(二)红十字运动的主要纪念日

1.世界红十字日　1948年,红十字会协会决定将每年的5月8日(亨利·杜南的生日)定为世界红十字日,1984年世界红十字日正式更名为"世界红十字与红新月日"。在这一天,全世界的红十字会与红新月会都要举行各种形式的纪念活动。

2.世界急救日　每年九月的第二个星期六是世界急救日(图1-20),旨在呼吁社会各界重视急救知识的普及,让更多的人掌握急救技能,在灾害事故和突发疾病的现场挽救生命和降低伤害程度。

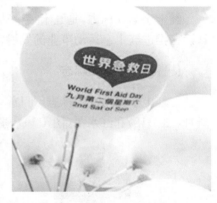

图1-20　世界急救日

3.国际护士节　每年的5月12日是国际护士节。弗罗伦斯·南丁格尔是红十字运动的先驱,对世界护理事业作出了巨大的贡献,被称为"提灯女神"(图1-21)。1912年,国际护士理事会将她的生日(5月12日)定为国际护士节。1907年,第8届国际红十字大会拟设立南丁格尔奖,1912年,第9届国际红十字大会正式确定颁发南丁格尔奖章。南丁格尔奖章是国际护理界最高荣誉。

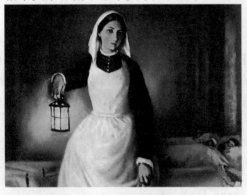

图1-21　提灯女神

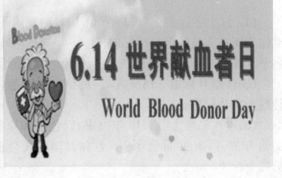

图1-22　世界献血者日

4. 世界献血者日 每年的 6 月 14 日是世界献血者日(图 1-22),以鼓励更多的人参加无偿献血,宣传和促进全球血液安全规划的实施。6 月 14 日是发现 ABO 血型系统的诺贝尔奖获得者卡尔·兰德斯坦纳的生日。

四、国际人道法

国际人道法(International Humanitarian Law,IHL),又称战争法或武装冲突法,专指各国政府签字承认的"四部日内瓦公约和两部附加议定书"。它是国际红十字运动开展人道救助工作的法律依据,传播国际人道法是国际红十字运动的重要职责。

国际人道法是将人道思想从伦理学范畴扩大到法学范畴,把中立性概念以法律的形式确定下来,变成有约束力的法律规范,并应用于战争或武装冲突的创举。

(一)国际人道法的目的

国际人道法不是为了制止或消灭战争,它主要是出于人道的考虑,通过限制作战方法和战争手段来保护战争受难者,减少战争或武装冲突的残酷性。

国际人道法的核心是"保护"。"保护"的对象可以概括为以下三个方面:

1. 人员 伤病员、战俘、平民、医务人员、佩戴红十字(或红新月、红水晶)标志的救护员。

2. 场所、物品 医院和医务用车、宗教或文化场所、民用物品或场所。

3. 自然环境 保护人类生存的自然环境,如森林、河流、水库等。

(二)国际人道法的几个基本原则

1. 人道原则 保护战争受害者,这是国际人道法的核心,非战斗员必须得到尊重、保护和人道待遇。

2. 区分原则 在作战中必须严格对战斗员与非战斗员加以区别,这是国际人道法最基本的限制和规定。

3. 军事需要与比例原则 在战争中使用暴力攻击军事人员和目标是合法的,但军事需要不是绝对的,应尽可能地限制所造成的伤害和损害。

4. 禁止报复原则 严禁对受保护的对象采取任何报复行为。

(三)国际人道法与国际人权法的关系

国际人道法与国际人权法是相互关联、互为补充的国际公法的两个分支,都以关心人、尊重人、维护人的权利为宗旨。

国际人权法主要是对个人基本权利的保护,而国际人道法主要是对战争受害者的保护和救助。

五、中国红十字事业和应急救护工作

中国红十字会是中华人民共和国统一的红十字组织,是从事人道主义工作的社会救助团体,是国际红十字会运动的重要成员。中国红十字会以发扬"人道、博爱、奉献"精神,保护人的生命和健康,促进人类和平进步事业为宗旨;以改善最易受损害群体境况为目标;协助政府独立自主地开展与自己职责有关的工作。

(一)中国红十字会的诞生与发展

西方人道理念与中国传统仁爱思想契合,为中国红十字会的诞生提供了社会基础。

中国红十字会于1904年3月在上海创立。中华人民共和国成立后于1950年进行了改组。1952年8月,第18届红十字与红新月国际大会承认中国红十字会是中国唯一合法的全国性红十字会。这是新中国在国际组织中恢复的第一个合法席位。1993年10月,第八届全国人大常委会第四次会议通过《中华人民共和国红十字会法》。

中国红十字会至今已走过一百多年的历程,在不同时期的工作侧重点虽不尽相同,但始终根植于广大民众之中,高举人道主义旗帜,在磨难中生存,在曲折中前进,在创新中发展。中国红十字会各级组织遍布全国,是世界上会员最多的国家红十字会,在国内外人道工作中发挥着重要的作用。

(二)中国红十字会标志、会徽和会旗

1. 中国红十字会标志　使用日内瓦公约规定的白底红十字标志。
2. 中国红十字会会徽　为金黄色橄榄枝环绕的白底红十字。
3. 中国红十字会会旗　白色旗帜正中央印制中国红十字会会徽。

全国各级红十字会统一使用白底红十字标志和会徽、会旗。

(三)应急救护工作

应急救护工作是中国红十字事业的重要组成部分,是中国红十字的传统工作与法定职责。"开展应急救护培训,普及应急救护、防灾避险和卫生健康知识,组织志愿者参与现场救护"是《中华人民共和国红十字法》赋予红十字会的神圣职责。

《中国红十字事业2009—2014年发展规划》、2012年《国务院关于促进红十字事业发展的意见》都明确要求"充分发挥红十字会在公众参与的应急救护培训中的主体作用,不断提高应急救护知识在人民群众中的普及率"。各级红会尽心尽责,大力开展救护培训进社区、进农村、进学校、进企业、进机关,并逐步在机场、火车站、地铁站等公共场所安放自动体外除颤仪(automated external defibrillator,AED),大力倡导"人人学急救、急救为人人"的应急救护理念。

近年来,全国平均每年培训300多万救护员,救护知识普及人数超过1000万人。红十字救护员不仅参加了汶川、玉树地震等自然灾害的应急救援,还参加了奥运会、世博会等大型活动的保障工作,而且在学校、街道、工厂等突发事件现场应急救人的事例也越来越多。红十字应急救护工作正在全面、稳步推进,不断地彰显着救护培训的效益与人道的力量。

1-3 视频
红十字会的
基本知识

【能力检测】

(一)单项选择题

1. ____年"日内瓦五人委员会"在日内瓦召开首次会议,它的正式名称是____,1875年改
   名为____　　　　　　　　　　　　　　　　　　　　　　　　　　　　　　(　　)

   A. 1863　战场救护国际委员会　红十字与红新月国际联合会

　　B. 1863　伤兵救护国际委员会　红十字国际委员会

　　C. 1864　战场救护国际委员会　红十字与红新月国际联合会

　　D. 1860　伤兵救护国际委员会　红十字国际委员会

2.____年第18届红十字与红新月国际大会承认中国红十字会是中国唯一合法的全国性红十字会,这是新中国在国际组织中恢复的第____个合法席位　　　　　　(　　)

　　A. 1952　一　　　　　B. 1952　二　　　　　C. 1950　一　　　　　D. 1950　二

3.红十字与红新月国际大会每____年召开一次　　　　　　　　　　　(　　)

　　A. 5　　　　　　　　B. 4　　　　　　　　C. 3　　　　　　　　D. 2

4.红十字运动受本国____的制约　　　　　　　　　　　　　　　(　　)

　　A. 政府　　　　　　　B. 法律　　　　　　　C. 道德　　　　　　　D. 宗教

5.红十字会与红新月会国际联合会创始人是　　　　　　　　　　　(　　)

　　A. 亨利·杜南　　　　B. 亨利·戴维逊　　　　C. 莫瓦尼埃　　　　D. 弗罗伦斯·南丁格尔

6.国际人道法的核心是"保护",下列不属于国际人道法保护范围的是　　　(　　)

　　A. 国家主权　　　　　B. 人员　　　　　　　C. 场所、物品　　　　D. 自然环境

(二)填空题

7.红十字运动起源于_____,创始人是_____。

8._____年_____的成立,标志着红十字运动的诞生。

9.1862年,亨利·杜南的《_____》出版,书中提出了两个重要建议。

10.红十字会与红新月会国际联合会创立于_____年,创始人为_____。

11.红十字运动由三部分组成,即_____、_____、_____。

12.红十字运动的最高审议与决策机构是_____。

13.目前使用的红十字运动标志有_____、_____、_____三种。

14.红十字运动标志具有_____作用和_____作用。

15.2000年,国际联合会确定每年_____月的_____为世界急救日。

16.国际人道法(IHL)又称_____,其核心是_____。

17.中国红十字会是从事_____工作的社会救助团体,于_____年在上海创立。

18._____年8月,第18届红十字与红新月国际大会承认中国红十字会是中国唯一合法的全国性红十字会,这是新中国在国际组织中恢复的第_____个合法席位。

(三)简答题

20.简述现行的红十字运动基本原则及其含义。

21.简述中国红十字会的性质、宗旨和目标。

(童开妙　徐金梅)

任务二　认识应急救护

学习目标

1. 能阐述应急救护的含义与特点。
2. 能说出应急救护员的基本任务和道德守则。
3. 能说出应急救护基本原则及应急救护注意事项。
4. 能运用国际救助优先原则及简明检伤分类方法。
5. 能运用应急救护的基本程序。
6. 能运用救护员心理调整策略,能进行应急救护能力的自我评估。

急救是生活中不可或缺的一项基本技能,是生命安全的一种基本保障,也是对自己、对家人、对社会的一种责任与态度。灾难、急症、意外伤害等事件常会在我们意想不到的时候骤然发生,做好准备是我们最佳的选择。

【案例导入】

秋日的一个下午,某高速公路上发生了一起严重的车祸,伤亡惨重。接到报警电话后,救护员迅速到达现场,并立即进行抢救。由于未在第一时间放置警示标志,后方高速行驶的车辆直接撞上正在全神贯注实施救护的救护员,车祸惨剧再次发生,惨不忍睹……

问题:车祸惨剧再次发生的根本原因是什么? 救护员应遵循哪些应急救护原则? 应急救护的基本步骤是什么?

一、应急救护概述

2-1 思维导图
认识应急救护

2-2 PPT
认识应急救护

(一)应急救护含义

应急救护又称现场急救,是指在突发伤病或灾害事故现场,在专业医护人员到达前,为伤病员实施初步、及时、有效的救护。应急救护包括对伤病员受伤身体和疾病的初步救护,也包括对伤病员的心理支持等。应急救护是院前急救的重要组成部分。

手臂受伤出血,用干净的敷料压住伤口进行止血;小腿被狗咬伤,迅速用自来水冲洗伤口;发现有人溺水,抛给漂浮物,拨打急救电话,呼救求援;对极度悲伤者予以心理支持与慰藉……这些行为都是应急救护。应急救护要求在现场的每一个人都能快速进行自救互救,并安全救人。

(二)应急救护基本特征

1. 应急救护是立足于现场的救护 一般在医院外进行,通常是就地取材,徒手进行,是现场的、初步的、及时的、有效的、群众性的、无偿的。

2. 应急救护时效性 心搏骤停 4min 内是挽救生命的黄金时间;大出血 8~12min 就可能导致休克或死亡;严重创伤后 10min 内是救治的最佳时间。当危及生命的意外发生时,分分秒秒都是宝贵的。应急救护员要力争在最短的时间内实施救护工作,救护员要以最快的速度向伤病员提供有效的应急救护措施。

根据我国目前的情况,急救中心接到报警电话后,要在急救的最佳时间到达现场进行救护是有困难的,尤其是偏远地段。因此,医务人员拥有急救的技术和装备,但不具备现场急救黄金时间,而现场群众不具备急救的技术和装备,但拥有最宝贵的急救黄金时间。所以,群众现场急救与医务人员尽快到达现场相结合的模式,才是最合理的,才能最大限度地挽救生命、减轻伤残。

3. 应急救护伦理 应急救护员要尊重伤病员的决定权和隐私权。

(三)应急救护目的

1. 挽救生命 挽救伤病员的生命是现场采取任何急救措施的首要目的。

2. 防止恶化 尽可能防止伤病继续发展和产生继发损伤,以减轻伤残和死亡。

3. 促进恢复 救护要有利于伤病的后期治疗及伤病员身心的康复。

(四)应急救护员

当疾病与意外伤害发生后,能够立即为伤病员实施应急救护的人,统称为应急救护员。

应急救护员应具备一定的素质。

1. 有一定的自控能力,能保持镇静。救护员面对意外等紧急情况,会进行自我调控,保持镇定和冷静。

2. 要有坚定的施救理念。如果救护员连基本的施救意识、施救理念都没有,那么急救技能再高、再镇静又有何用呢?

3. 掌握一定的急救技能。掌握急救技能是救护员应有素质的核心内容。

4. 要遵守急救伦理和道德。如施救时应征得意识清醒患者或家属的同意;遵从宗教、礼仪道德进行救援;不求回报;不贪心;保护伤病员的隐私等。

5. 要有自我防护意识和能力。救护员常处在意外伤害、突发事件复杂现场中,可能会面临中毒、触电、烧伤和传染等,故要有自我防护意识和防护能力,以保证自身与伤病员的安全。

(五)红十字救护员

1. 什么是红十字救护员? 接受红十字会救护课程培训,通过考试取得证书,即可成为红十字救护员。红十字救护员不仅要掌握应急救护的基本技能,还要有爱心和社会责任感,当意外伤害或急症发生时,能够立即为伤病员实施应急救护。

2.红十字救护员的基本任务

(1)确认现场安全。

(2)迅速判断伤病员的伤病程度。

(3)尽快寻求帮助,拨打急救电话。

(4)采用正确的方法救护伤病员。

3.红十字救护员的施救守则

(1)表明自己"红十字救护员"的身份。

(2)救护行为应符合正确的现场救护操作方法。

(3)救护员抢救伤病员是志愿行为,要发扬人道主义精神,做到:

1)施救不存在偏见,平等对待每一位伤病员。

2)不擅自拿取伤病员的财物。

3)不应期望伤病员有任何方式的回报。

二、应急救护原则

应急救护原则是人们从无数的应急救护实践和血的教训中总结、研究而形成的,具有规律性、普遍性、科学性和发展性。无论在家中,还是在公共场所,或是情况复杂的突发事件现场,应急救护员实施救护时都要遵循应急救护原则。应急救护原则主要包括保证安全,防止感染,及时、合理救护,心理支持,救护现场的协作等几个方面。

(一)保证安全

保证安全原则要求应急救护员进入现场实施救护时,首先考虑环境是否安全,在努力确保自身与伤病员安全的前提下实施安全救人。

1.观察与评估环境。应急救护员要保持镇定与冷静,快速观察环境,及时发现现场可能存在的危险因素,如受损汽车的再次倾覆或起火爆炸(图 2-1)、脱落的高压线(图 2-2)、带电的物体、化学物质泄漏、有毒气体、洪水、海啸、余震等,并进行评估。现场环境安全即可施救。

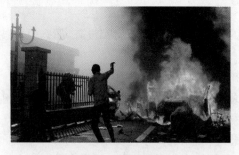
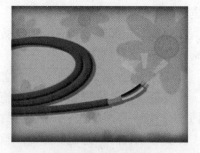

图 2-1　汽车起火　　　　　　　　　　　　　　图 2-2　带电的电线

2.若现场环境不安全,则要采取防护措施。应先让伤病员脱离险境,再实施急救。例如,关闭汽车发动机,防止起火爆炸(图 2-3);拉手刹,防车辆滑动;在车后合适位置放置警示标志(图 2-4);抢救触电者要设法切断电源;穿防护服避免被污物沾染等。

3.如果遇到不能排除的危险,要立即呼救,争取救援。

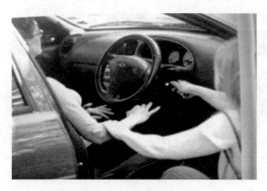

图 2-3　关闭发动机

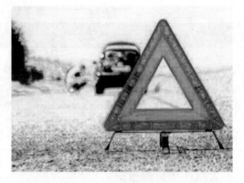

图 2-4　放置警示标志

(二)防止感染

防止感染原则要求应急救护员要适时做好个人防护及对伤病员的保护,对可疑的呼吸道传染病和血液(或体液)接触传播的疾病要采取防止感染的措施。

1.应急救护员在处理伤病员的伤口前应洗手,戴防护手套(图 2-5),有条件时戴口罩。处理大出血的外伤时,尽量戴防护眼镜或防护罩。

2.处理伤口之后,要把所有的污染物和废弃物(如污染的衣物、用过的手套等)单独放置,统一销毁。处理伤口后要用肥皂、流动水洗手,双手要反复搓洗(图 2-6)。

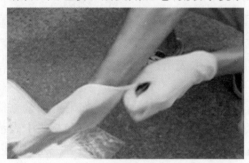

图 2-5　戴防护手套

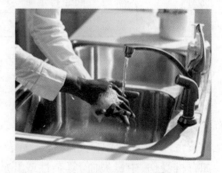

图 2-6　洗手

3.不用裸露的手触摸伤口及衣物、敷料上沾染的血液。救护时不慎划破自己的皮肤,或伤病员体液溅入眼睛,要立即彻底地冲洗局部,并尽快就医采取必要的免疫措施。

4.在做人工呼吸时,要尽可能使用呼吸面膜或呼吸面罩。

5.保持现场通风。

(三)及时、合理救护

及时、合理救护是指应急救护员应根据伤病情,牢牢把握应急救护的时效性,对伤病员实施有针对性的救护措施。如果现场伤病员较多,要注重轻重缓急合理救护,原则是先救命,后治伤。

1.生命体征的识别与判断(表 2-1)。生命体征,通常指生命现象在身体外表的表现,包括意识、呼吸、脉搏、瞳孔、血压、体温等。正常人的生命体征是相对稳定的。准确识别和判断生命体征,是应急救护的基础。

表 2-1　正常生命体征

	呼吸	脉搏	体温（腋测法）	血压
成人（12 岁及以上）	12～20 次/min	60～100 次/min	36～37℃	收缩压 90～139mmHg 舒张压 60～89mmHg
儿童（1～12 岁）	16～30 次/min	80～120 次/min	36～37℃	不同年龄血压计算公式： 收缩压＝80＋年龄×2
婴儿（1 岁以下）	20～40 次/min	120～140 次/min	36～37℃	舒张压＝2/3 收缩压

2.大批伤病员的救护

（1）简明检伤分类法　重大事故现场常有大批伤病员等待救援,若救护员不足,则要按照国际救助优先原则（简明检伤分类法）救护伤病员（表 2-2）。

表 2-2　简明检伤分类法

类　别	程度	标志	伤　情
第一优先	危 重	红色	呼吸频率＞30 次/min 或＜6 次/min；有脉搏搏动,毛细血管充盈时间＞2s；有意识或无意识
第二优先	重	黄色	呼吸频率＜30 次/min 或＞6 次/min；有脉搏搏动,毛细血管充盈时间＜2s；能正确回答问题、按指令动作
第三优先	轻	绿色	可自行走动
第四优先	致 命	黑色	无意识、无呼吸、无脉搏

（2）标志卡的含义　伤病员的分类应以醒目的标志卡表示,标志卡的颜色采用红、黄、绿、黑四色系统。

1）红色　第一优先（或即刻优先）,表示伤病员情况危重,有生命危险,如果得到紧急救治则有生存可能。如气道阻塞或呼吸骤停、心搏骤停、严重休克、大出血等,用红色标志卡表示。

2）黄色　第二优先（或紧急优先）,表示伤病员情况严重但相对稳定,允许在一定时间内救治。如脊椎受伤、中量失血、复杂性或开放性骨折等,用黄色标志卡表示。

3）绿色　第三优先（或延期优先）,表示伤病员可自行走动,不需要紧急救治。如简单骨折、扭伤、轻度烧烫伤等,用绿色标志卡表示。

4）黑色　表示伤病员无意识、无呼吸、无脉搏或已死亡。如无脉搏超过 20min、烧焦的尸体、躯体残缺的伤员等,用黑色标志卡表示。

（3）成人简明检伤分类的方法　简明检伤分类常可通过四个环节来实施。

第一环节:行动检查。应急救护员可对着伤病员大声说:"喂,能走的到我身边来……"（图 2-7）。能走的伤病员用绿色标志卡表示;对于不能走的伤病员,则要检查呼吸情况。

第二环节:呼吸检查。若无呼吸,用黑色标志卡表示;若呼吸大于每分钟 30 次或小于每分钟 6 次,则用红色标志卡表示;若

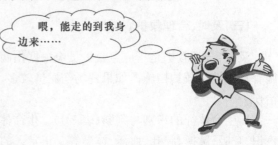

图 2-7　对着伤病员大声说

呼吸每分钟为 6～30 次,则要检查循环系统。

第三环节:循环检查。若桡动脉搏动不存在,毛细血管充盈时间大于 2s,或心率大于每分钟 120 次,则要用红色标志卡表示;若毛细血管充盈时间小于 2s,或心率大于每分钟 120 次,则要看清醒程度。

第四环节:清醒程度。若不能回答问题或执行指令,则用红色标志卡表示;若能回答问题或执行指令,则用黄色标志卡或绿色标志卡表示。

3.重伤病员的体位放置 在专业救护员到来前,救护员应将重伤病员放置于适当的体位,并随时检查伤病员的清醒程度、呼吸和脉搏。

(1)意识不清但有正常呼吸,且不怀疑有脊柱损伤的伤病员,可置于复原体位(侧卧位)。复原体位可防止意识不清的伤病员因舌根后坠或呕吐等引起窒息。

(2)疑似颈椎损伤的伤病员,在颈椎保持轴位时应尽量使伤病员处于仰卧位,并减少移动。若仰卧位不能保持气道畅通,或伤病员口腔内有大量分泌物或呕吐物,则可将伤病员置于改良的复原体位。

(3)半卧位适用于呼吸困难的患者。怀孕的伤病员,首选左侧卧的复原体位或改良的复原体位。

4.如果现场安全,在救护车到来之前,不宜移动伤势较重的伤病员。但如果现场存在危险因素,则不可盲目坚持在原地救护,应先将伤病员转运到安全地点再进一步救护。

5.转运伤病员时应采取适当的搬运方法,避免造成二次伤害。

6.伤势较重的伤病员避免进食、进水,以防在后续的急诊手术麻醉中发生呕吐,造成窒息。

(四)心理支持

心理支持就是协助伤病员摆脱因发生疾病或意外伤害造成的心理方面的困惑,促进其能力恢复的过程。

发生疾病、危机或意外伤害,伤病员常会出现情绪紊乱,如烦躁不安、激动、冷漠等。救护员要关心和理解伤病员的情感和需求,采取支持性措施。

1.紧密陪伴 疾病与意外伤害会使伤病员暂时丧失基本的安全感和对外界的信任感,可通过陪伴帮助他们重建信任和安全感。若伤病员受到惊吓,则可能拒绝他人靠近,此时救护员可先和伤病员保持一定距离,等得到允许后再靠近。

2.专注倾听 如果伤病员自愿倾诉自己的思想与情感,要安静、认真地倾听其诉说,不随意打断,不加以评论,有时可点头或简单应答表示在听。

3.情感接纳 保持开放的心态,理解和尊重他们的情感。不要急于更正事件的事实信息或表达对事件后果的看法。做好迎接情感暴发的准备。

4.提供常规照料与实际帮助 以实际行动施以援手。若情况允许,可帮助伤病员与自己的亲友联系,请他们来协助救护。满足伤病员的愿望,但要避免承担太多责任,只要符合当时的救助情况即可。

5.合理表述 用稳重的语气与伤病员说话,让伤病员能听到,但不要喊叫。救护时,要告诉伤病员采取的措施,让其放心。同时要看管好伤病员的财物,确定伤病员的衣服和随身物品都在其身边。

6.提供信息 提供相关的有用信息,如急救资源等。要与心理专家保持一定的联系,发现伤病员漠然呆滞以致不能活动、过度活跃以致失去自控能力、无条理及不合逻辑的言语、情感陷入瘫痪状态、持续的失忆、精神失常时，要予以转诊。

（五）救护现场的协作

在救护现场，为保证安全与实施救护，应急救护员要争取周围人的帮助。请求他人帮助或指挥他人时，要镇定、沉着，语气要稳重，指令要简短、明确，必要时可要求执行人反馈执行结果信息。常见的帮助事项有：

1. 拨打急救电话，启动急救医疗服务系统（emergency medical service system，EMSS）。可要求拨打者反馈拨打结果信息。

2. 取来急救设备，如自动体外除颤仪（AED）、救生圈等。

3. 维护现场安全与秩序，如放置指示标牌、守护防护栏、疏散旁观者等。

4. 帮助控制出血，协助包扎与固定。

5. 协助伤病员转运、保管伤病员财物等。

三、应急救护程序

应急救护的基本程序和优先次序，是医学科学发展与应急救护实践的共同结晶，具有科学性、规律性和可操作性。应急救护员要在环境安全的条件下，迅速有序地对伤病员进行检查和采取相应的救护措施（即 D、R、A、B、C、D、E 程序）。

（一）评估环境（danger，D）

在任何事故现场，应急救护员要迅速通过眼睛观察、耳朵听声、鼻子闻味、实地感受和思考（图 2-8），冷静地观察周围，判断环境是否存在危险，必要时采取安全保护措施或呼叫求援。每个人的生命都是宝贵的，只有在确保安全的情况下才可进行救护。

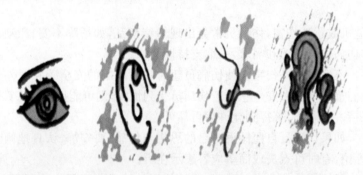

图 2-8　评估环境——看、听、闻、思考

（二）初步检查和评估伤（病）情

一旦确认环境安全或采取了必要的安全措施后，应立即检查伤病员的伤（病）情并对发现的伤病及时采取相应的救护措施。

1. 检查反应（response，R）

如怀疑伤病员意识不清，救护员可用双手轻拍伤病员的双肩，并在伤病员的耳边大声呼唤："喂！您怎么了？""您醒醒！"并观察伤病员是否有反应；如是婴儿，则用手指弹或拍其足底。

如伤病员没有反应，即可认为意识不清，要立即呼救；如伤病员有说话或睁眼或有肢体动作等反应，应继续检查伤病情况，并采取相应的急救措施。

2. 检查气道（airway，A）

对没有反应的伤病员，要保持气道通畅。可采用仰头举颏法打开气道（图 2-9）。

3. 检查呼吸（breathing，B）

保持伤病员呼吸道通畅，用扫视方法判断伤病员有无呼吸。扫视方法就是扫视伤病员的胸腹有无明显起伏，若胸腹无明显起伏，则表示伤病员无呼吸；若伤病员胸腹有明显起伏，则表明其有呼吸。检查时间不超过 10s。

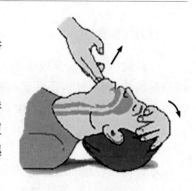

图 2-9　仰头举颏法

4. 检查循环（circulation，C）

如发现伤病员没有呼吸（或呈叹息样呼吸），即可假定伤病员已出现心搏骤停，应立即实施心肺复苏。

如伤病员有呼吸，应继续检查伤病情况，注意伤病员有无外伤及出血，采取相应救护措施，并将伤病员置于适当体位。

5. 检查清醒程度（disability，D）

在抢救过程中，要随时检查伤病员的伤病程度，判断伤（病）情是否发生变化。

（1）完全清醒　伤病员能睁开眼睛，能正确回答救护员的提问。

（2）对声音有反应　伤病员对大声问话有反应，能按指令动作。

（3）对疼痛有反应　伤病员对问话没有反应，但对疼痛有反应。

（4）完全无反应　伤病员对任何刺激都没有反应。

6. 充分暴露检查伤情（exposure，E）

在伤病员情况较平稳，现场环境许可的情况下，应充分暴露伤病员受伤部位，以便做进一步检查。检查包括头部（眼、耳、鼻、口腔）、颈部、胸部、腹部、四肢、骨盆、脊柱等，可边检查，边询问伤病员发生伤病的经历和病史。检查完成后，要及时整理伤病员衣裤，以免暴露其隐私。

（三）呼救

若发现伤病员伤情较严重，则应及时拨打急救电话。我国大陆统一的医疗急救电话号码是"120"，北京市为"120"和"999"；香港、澳门急救电话为"999"，台湾急救电话为"119"。

1. 拨打急救电话的内容

（1）地点　出事地点，地点附近的明显标志。

（2）时间　发生伤病的时间。

（3）人物　什么人（男、女、老、少）、患者人数、现场联系人姓名及电话号码等。

（4）伤情及可能发生意外伤害的原因等。

冷静准确地回答接线员的问题，让接线员先挂断电话。

2. 急救医疗服务系统（EMSS）是具有受理应答呼救电话、承担医院外救护的机构。

EMSS 的社会职责是为战时或因重大自然灾害、生物灾害、意外事故等造成的伤病员提供院前急救和参与 110 社会服务联动的各种紧急医疗救治服务。

"120"医疗救援报警台、"119"火警报警台、"110"匪警报警台和"122"交通事故报警台在很多城市已实现联网。

(四)实施救护

一旦确认环境安全或采取必要安全措施并检查伤病员的伤(病)情后,要迅速根据伤(病)情采取相应的救护措施实施救护(图 2-10)。

(五)等待、搬运、护送

进行迅速合理的应急救护后,应将伤病员摆放至适当体位(图 2-11),等待救护车的到来,必要时合理搬运伤病员(图 2-12),护送去医院。

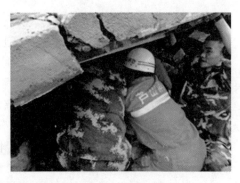

图 2-10　救护

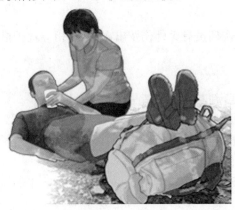

图 2-11　适当体位

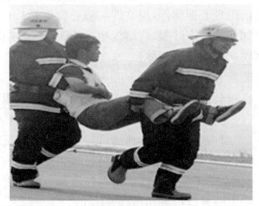

图 2-12　搬运

(六)现场基本救护

现场基本救护可按如图 2-13 所示流程实施。

四、救护员的心理调整

救护员在救护前、救护中和救护后都要保持稳定、良好的心理状态,以确保应急救护的顺利进行和保护自己的身心健康。

(一)救护员救护前的心理调整

救护员面对紧急事件,通常体内会释放激素,引发机体处在"攻击、逃避或呆滞"的应激状态。此时,人会感觉心跳加快、呼吸急促、大量出汗,警觉度大增,有逃离现场的冲动,或待在原地无法动弹。这会严重影响救护员的安全评估、自我防护和救助。遇到这种情况,救护员必须及时进行心理调整。

1. 要保持镇静　救护员只有保持头脑清醒、镇定、冷静,才能正确地判断情况,运用所学急救知识,对伤病员实施有效的救护。当救护员恐慌、压力过大、觉得自己不能应对紧急情况时,必须进行自我控制与调节,常用方法有:

(1)调整呼吸　如暂停呼吸或放慢呼吸。可深吸气,然后把气慢慢呼出来,再深吸气,然后再把气慢慢呼出来,如此持续几个循环,使自己的呼吸变得平稳,从而使整个人平静下来。在呼气、吸气的同时可进行想象,想象呼出去的是惊慌,吸进来的是镇静。

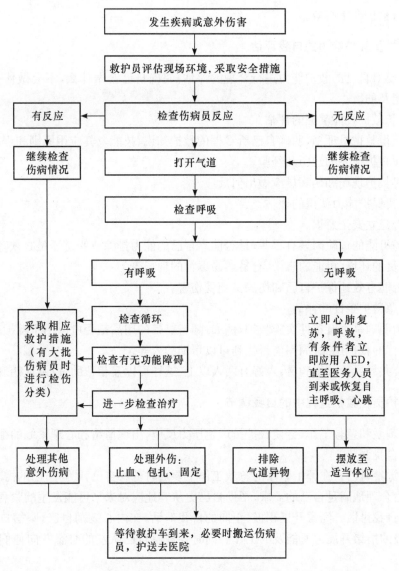

图 2-13 现场基本救护流程

(2)暗示法 救护员可进行积极的自我暗示,例如,可默默地、反复地对自己说:"我正在变得越来越镇静。"暗示的语句要强调"我",时态要用"进行时",要使用正向词,如"镇静",避免使用"不惊慌"等表述。

(3)进行放松调节 可用握拳放松法,方法是:两手放适当位置,手心向上,逐渐用力握拳,用尽全力,然后缓缓地松拳,接着再逐渐用力握拳,用尽全力,然后再缓缓地松拳……持续数次,有利于身心的放松。

2.有足够的自信 如果缺乏自信,觉得自己不能应对情况的处理,在实施救助时就可能会遇到更多的麻烦,感觉更紧张。应急救护员必须有足够的自信,并努力提高自信力。

(1)实施急救前,可提醒一下自己急救的重点。

(2)可适时与其他救护员交流经验,如有必要,在有条件的情况下适时寻求救护专家等的指导与提醒。

(3)平常认真学习急救知识与急救技能,知识与技能掌握得越牢固、越熟练,救护他人的信心就会越强,救护会更有效。

(二)救护员救护能力的自我评估

救护员要对自己的救护能力进行合理的评估,明确自己会做什么,不会做什么,要量力而救,做力所能及的事。

1. 对应急救护技能掌握的评估

(1)已获得救护员证书,明确自己所掌握的救护知识、技能及其应用原则和程序等。

(2)既往救护他人的经历和经验。

(3)面对救护现场和伤病员应做出何反应。

2. 对自我保护能力认识的评估

(1)是否建立安全意识。

(2)现场可能的危险因素有哪些,是否能靠自己的能力排除或躲避还是必须呼救待援。如电击伤伤病员的环境、可能的感染、有易燃易爆物的现场等。

(3)是否能有效地保护自己和伤病员免受伤害。

3. 对应急救护条件的评估

(1)必须明确是否有条件实施救护,例如,随身携带的用品是否可以用于救护;现场是否可以找到能替代的救护用品;周围能否找到可以帮助的人等。

(2)在公共场所抢救伤病员,最好有两人以上,这样可以互相帮助,以及证明现场情况。

(三)救护员在救护过程中的自我调节

伤病的刺激和急救工作,会使救护员产生压力反应,出现情绪和心理紧绷的征兆。救护员要及时进行自我调节。

1. 随时觉察自己　在繁忙紧张的急救工作中要随时觉察自己,了解自己的需求,记住自己的需求,努力合理地满足自己的需求,帮助自己更从容地应对未来可能发生的紧急情况。

2. 积极自我对话　经常开展积极、正向的自我对话,在内心鼓励自己,坚信自己所付出的价值,以积极的情绪开展力所能及的工作。同时要理解自己队友的心态并向他们提供合理的支持。

3. 注意休息和营养　健康的身体、充沛的精力是承担急救工作的首要条件。救护员要保持足够的睡眠,保持身心放松,开展适当的运动,并注意合理营养。

4. 保持与其他救护员的联系　急救工作如果没有团队的支持,救护员常常会觉得孤单和不被重视。团队可经常举行会议,正式的或非正式的,使救护员感受团队的温暖与凝聚力。救护员可与其他救护员联系和讨论,以增加急救的经验、针对性、效率和支撑力。

(四)救护员救护后的心理恢复

一次急救就是一次情感的历练,会让人认识到全新的自己,比如处理危机的能力。但是,急救过后,尤其是经历倍感压力的事故后,会有一些负面情绪体验,这时,救护员要缓解压力,进行心理调适,促进恢复。

1. 与信任的朋友、亲属,尤其是一起参与救援的人交流自己的感受和所做的事情,以减轻直至消除在救护过程中产生的心理负担。

2. 充足睡眠,多休息,以减压放松。

3. 合理饮食,增加营养,做喜欢做的事。

4. 寻求专业帮助。必要时,找心理医生寻求帮助,以克服不良情绪和维护身心健康。

【能力检测】

(一)单项选择题

1. 救护员在现场对伤病员进行救护之前首先要考虑　　　　　　　　　　　(　　)
    A. 伤病员是否有意识　　　　　　　　B. 是否有呼吸
    C. 气道是否畅通　　　　　　　　　　D. 环境是否安全

2. 下列选项中,不属于判断心搏骤停三要素的是　　　　　　　　　　　(　　)
    A. 大动脉搏动消失　　　　　　　　　B. 脸色极度苍白
    C. 呼吸停止或无效呼吸　　　　　　　D. 突然意识丧失

3. 拨打"120"报警时,一定要说清楚　　　　　　　　　　　　　　　(　　)
    A. 事件发生的时间、确切地点、现在的情况、报警人的姓名和联系电话
    B. 受伤人数以及伤情
    C. 到达事故现场的行车路线
    D. 以上都不对

4. 下列关于伤病员体位的说法正确的是　　　　　　　　　　　　　(　　)
    A. 无意识、有呼吸的伤员应置于仰卧位
    B. 无意识、无呼吸的伤员应置于侧卧位,并开放气道
    C. 心跳、呼吸骤停的伤员应仰卧在比较舒适的软床上
    D. 开放性气胸的伤员呈坐位或半卧位,伤侧倾斜

5. 伤情分类时,对于重伤员应用____标志卡标示　　　　　　　　　(　　)
    A. 黄色　　　　　B. 红色　　　　　C. 绿色　　　　　D. 黑色

6. 若一个伤员呼吸频率>30 次/min,有脉搏搏动,毛细血管充盈时间>2s,无意识,应用
    ____色标志卡标示　　　　　　　　　　　　　　　　　　　　(　　)
    A. 红　　　　　B. 黄　　　　　C. 绿　　　　　D. 黑

7. 检伤分类时,下述哪种情况必须使用红色标示　　　　　　　　　(　　)
    A. 烧焦的尸体　　　　　　　　　　　B. 股动脉出血,血流不止
    C. 前臂骨折　　　　　　　　　　　　D. 虽有伤,但可以走

(二)填空题

8. 在急救中,EMSS 是指_____,AED 的中文全称是_____。

9. 应急救护的主要目的是_____、_____、_____。

10. 成人(12 岁及以上)正常呼吸每分钟为_____次,脉搏为每分钟_____次。

11. 非颈椎损伤的意识不清的伤病员,应将其体位摆放为_____。

(三)简答题

12. 什么是应急救护? 举例说明现场急救与医院急救的异同。

13. 何为应急救护员? 你认为应急救护员应具备哪些素质?

14. 以高速公路上的车祸为例，说明应急救护的基本原则。

15. 简述应急救护的基本程序。

16. 若事故现场伤病员众多，如何进行简明检伤分类？

17. 救护员救护能力自我评估主要包括哪些内容？

18. 为什么有些救护员应急救护结束后要进行心理调整？如何进行调整？

（童开妙　徐金梅）

任务三　气道异物梗阻急救

学习目标

1.能够识别气道异物梗阻征象。

2.能阐述气道异物梗阻的原因。

3.能对成人、儿童、婴儿气道异物梗阻患者实施应急救护。

【案例导入】

　　患儿,3岁。1min前吃果冻时不小心引起剧烈呛咳。现神志模糊,极度烦躁,面色青紫,鼻翼扇动,口唇发绀。三凹征阳性,呈吸气性呼吸困难。

　　问题:假如你是救护员,对该患儿应如何实施现场急救?

　　非呼吸道内容物进入呼吸道时,出现阵发性呛咳和一系列呼吸困难的症状和体征称为气道异物梗阻。气道异物梗阻可直接导致通气和循环障碍,甚至死亡,因此早期识别、早期急救是挽救生命的关键。

3-1 思维导图
气道异物梗
阻急救

3-2 PPT
气道异物梗
阻急救

一、气道异物梗阻的原因

　　引起气道异物梗阻的原因很多,根据异物来源可分为以下几种。

　　1.内源性异物　多为患者自身的组织器官或分泌物,常见的有患者的牙齿、血液、呕吐物、浓稠痰液或其他黏稠分泌物、息肉、脓液等。

　　2.外源性异物　多由体外进入,常见的异物有花生米、糖果、米粒、药片、瓜子、鱼刺、纽扣、果冻等。根据其进入机体的情形可以分为以下几种情况。

　　(1)饮食不慎　常因进食过快、急促引起,尤其是在说话或大笑时摄食大块需咀嚼的固体食物(如鸡块、排骨以及汤圆、粽子等黏性大的食物),以致食物被卡在喉部造成呼吸道阻塞,甚至窒息。

　　(2)婴幼儿口含异物嬉戏　常因深呼吸而将口腔中物品吸入呼吸道,往往情况紧急,如不能将异物咳出,严重者可致死。

　　(3)大量饮酒　酒精作用可使咽喉部肌肉松弛,致吞咽动作失调,易使食物团块进入呼吸道。

（4）个别老年人因吞咽功能差、咳嗽或不慎等原因将义齿或牙托误送入呼吸道。

（5）昏迷患者因舌根后坠，胃内容物和血液等反流入咽喉，可阻塞呼吸道。

（6）企图自杀者或精神病患者，将异物送入口腔时误入呼吸道。

二、气道异物梗阻的识别

通过观察患者是否有呼吸、咳嗽、说话，以及呼吸运动等异常，以估计呼吸道是否完全阻塞，有以下几种表现。

1. 特殊体征　当异物吸入气管时，患者突然出现刺激性咳嗽、反射性呕吐、声音嘶哑、呼吸困难。由于异物吸入气管时感到极度不适，患者常不由自主地以一手呈"V"字状紧贴于颈部，以示痛苦和求救。这是一个典型的气道异物梗阻呼吸窘迫体征（图3-1）。

2. 气道部分阻塞　患者有咳嗽、喘气或咳嗽弱而无力、呼吸困难，吸气时可以听到异物冲击性的哮鸣音，面色青紫，皮肤、甲床和口腔黏膜发绀。

3. 气道完全阻塞　较大的异物堵住喉部、气道处，患者面色灰暗、青紫，不能言语、不能咳嗽、不能呼吸、昏迷、窒息，很快呼吸停止。

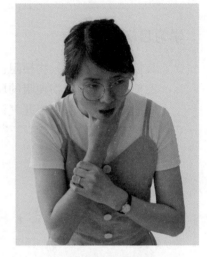

图 3-1　气道异物梗阻呼吸窘迫体征

三、气道异物梗阻的急救

遇到轻度呼吸道异物梗阻的患者，如神志清楚，应询问患者"你是否感觉气管被堵住了"，如患者点头确认，救护员应鼓励患者用力咳嗽，不要马上进行叩击背部、腹部冲击、胸部冲击等急救方法，以防发生严重并发症，或加重气道异物梗阻。如用力咳嗽不能排除异物，应上前叩击患者背部助其把异物咳出；如背部叩击 5 次仍不能解除气道梗阻，改用膈下腹部冲击法（Heimlich 手法）或胸部冲击法 5 次，与背部叩击交替进行，直至异物排出。

（一）成人和儿童（1～8 岁）急救法

1. 背部叩击法　救护员站在患者一边，稍靠近患者身后。用一只手支撑患者胸部，让患者身体前倾，头低于躯体，使异物能从口中出来，而不是顺呼吸道下滑。用另一只手掌根部在两肩胛骨之间进行 5 次大力叩击（图 3-2）。背部叩击最多进行 5 次，但如果通过叩击减轻了梗阻，不一定每次都要做满 5 次。

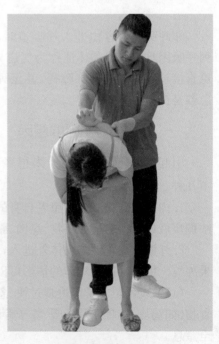

图 3-2　背部叩击法

2. 膈下腹部冲击法　又称 Heimlich 手法（海氏冲击法）。膈下腹部冲击法是用拳头进行腹部冲击，抬高膈肌，胸腔内压瞬间增高后，迫使肺内空气排出，用气流冲击异物，使呼吸道的异物上移或驱出。每次拳头冲击必须单独、有力。此手法有引起胸、腹腔内脏器破裂以及胃内容物反流或误吸的可能,为减少上述意外发生的可能性,救护员应采取正确的手法,避免将手放于剑突或肋弓上。

(1)自救腹部冲击法 自己一手握空心拳,拳头拇指侧置于腹部脐上两横指处,另一手紧握此拳,双手同时快速向内、向上冲击5次(图3-3a、b)。还可将上腹压在桌边、椅背、栏杆或其他硬物上,然后做迅猛向前倾压的动作5次,重复操作若干次,直到异物排出(图3-4)。

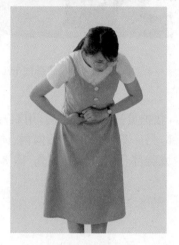

(a)脐上两横指定位

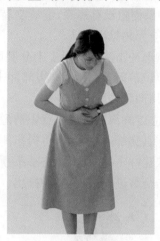

(b)冲击手法

图3-3 自救腹部冲击法

(2)互救腹部冲击法 适用于不完全或完全气道梗阻者。患者意识清醒可用立位腹部冲击法;意识不清者,可用仰卧式腹部冲击法。

1)立位腹部冲击法 救护员站在患者的背后,双臂环绕患者腰部,一手握拳,将拇指侧放在患者腹部正中线、脐上两横指处,另一只手紧握该拳,快速向上重复冲击5次,如果梗阻没有解除,继续交替进行5次背部叩击法,直至异物排出。患者应低头张口,以便异物的排出(图3-5)。

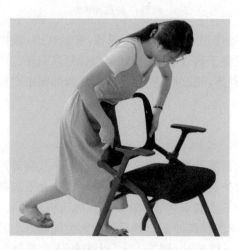

图3-4 下腹部抵在椅背驱出呼吸道异物

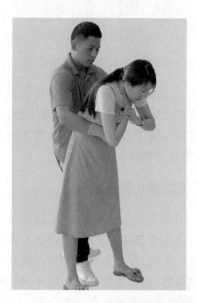

图3-5 立位腹部冲击手法

2)仰卧位腹部冲击法　患者仰卧位,救护员面对患者采用骑跨髋部法或跪在患者一侧,将一手掌根放在患者腹部正中线、脐上方两横指处,不要触及剑突,另一只手放在第一只手背上,两手掌根重叠,用身体的重量压迫患者腹部,快速、重复向上冲击 5 次(图3-6)。如果梗阻没有解除,继续交替进行 5 次背部叩击法,直至异物排出。

3.胸部冲击法　适用于十分肥胖的患者或孕妇。若患者意识清醒,可用立位胸部冲击法;若患者意识不清,可用仰卧式胸部冲击法。

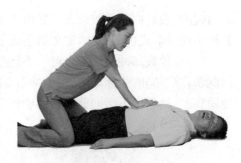

图 3-6　仰卧位腹部冲击法

(1)立位胸部冲击法　意识清醒的患者,可使其立位,救护员站在患者背后,用双臂经患者腋下环抱其胸部,一手握拳将拇指侧置于患者胸骨中下部,另一只手紧握此拳向内、向上连续做 5 次快速冲击,注意不要将拳头顶着患者剑突,以免造成胸部骨折或内脏损伤(图 3-7)。与背部叩击交替进行,直至异物排出。

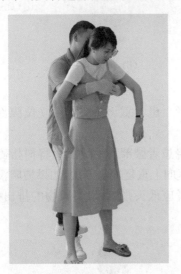

图 3-7　立位胸部冲击法

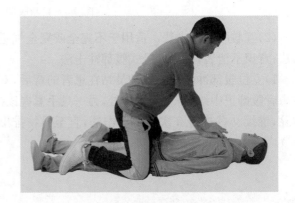

图 3-8　仰卧位胸部冲击法

(2)仰卧位胸部冲击法　对意识不清的患者,可使患者取仰卧位,屈膝,开放气道,救护员骑在患者髋部两侧或跪在患者一侧,以两手掌根重叠于胸骨中下半部(与心肺复苏胸外按压部位相同),快速有节奏地向内、向上冲击 5 次,干脆利落,间歇清楚(图 3-8)。与背部叩击交替进行,直至异物排出。

(二)婴儿急救法

因婴儿的肋骨发育不全,腹部冲击法可导致腹部脏器损伤,故应使用背部叩击及胸部冲击法。使用背部叩击法时,应将患儿面朝下俯卧于救护员前臂上,救护员一手轻叩患儿下颌以支持患儿头部,在患儿两肩胛骨连线的中点用手掌行 5 下背部叩击(图 3-9)。然后将患儿转身,使其仰卧,患儿头始终低于躯干,给予 5 次快速向下的胸部冲击。其手法及部位同胸外心脏按压,用两手指按压胸骨的下半段,即两乳头连线下一横指处(图 3-10)。为节约体力并确保安全,救护员前臂可放于自己大腿上获得支撑。

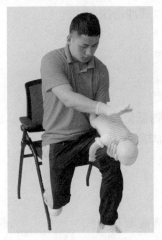

图 3-9　婴儿背部叩击法

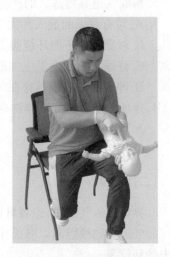

图 3-10　婴儿胸部冲击法

通过背部叩击及胸部冲击法,异物到口咽部后,用小指清除异物(图 3-11)。若异物清除成功,则通气畅通,呼吸平稳;如异物清除失败,患者由意识清晰转为昏迷或出现面色发绀,心跳、呼吸停止,应立即停止排除异物,迅速进行心肺复苏,有条件时可采用喉镜、气管镜及时取出异物,甚至气管插管或气管切开等急救措施。

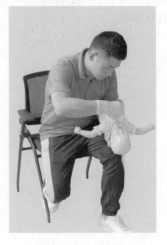

图 3-11　婴儿异物清除法

3-3 视频
气道异物梗
阻的急救

【能力检测】

(一)单项选择题

1.腹部冲击法实施冲击的部位是　　　　　　　　　　　　　　　　　　　　(　　)
　　A.脐上两横指　　　　　　　　　　　　B.脐下两横指
　　C.脐上一横指　　　　　　　　　　　　D.脐下一横指
2.腹部冲击法不适用的人群是　　　　　　　　　　　　　　　　　　　　　(　　)
　　A.老年人　　　　　　B.儿童　　　　　　C.婴儿　　　　　　D.妇女

3.解除气道异物造成的严重气道梗阻,下列哪项措施是错的　　　　　　　　　　（　　）

　　A.对有意识的成人和大于1岁的儿童患者可采用反复腹部冲击法

　　B.对肥胖而不能环绕腹部的患者应当采用胸部冲击法

　　C.妊娠早期妇女发生气道异物梗阻不可采取腹部冲击法

　　D.冲击法无效仍然存在气道梗阻者应立即建立人工气道

4.现场救治婴儿气道异物梗阻时,应先将婴儿置于的体位是　　　　　　　　（　　）

　　A.俯卧头低脚高位　　　　　　　　　　B.仰卧头高脚低位

　　C.平卧位　　　　　　　　　　　　　　D.仰卧头低脚高位

(二)填空题

5.异物吸入气道时,患者常以"_____"形手势求救。

6.气道异物梗阻施以海氏冲击法时,腹部冲击的部位是患者腹部正中线_____;胸部冲击的部位是_____。

7.婴儿气道异物梗阻急救用_____和_____方法。

(三)简答题

8.海氏冲击法的原理是什么?

9.气道异物梗阻时患者有哪些表现?

10.气道异物梗阻的急救手法有哪些?

（费素定　王小丽）

任务四　心肺复苏

学习目标

　　1. 掌握心肺复苏的概念、基础生命支持的救护重点;了解心肺复苏的发展和意义、人工呼吸的基本知识、胸外按压的原理。

　　2. 能在模型人上熟练、准确地进行成人、儿童、婴儿心肺复苏操作。

　　3. 具备珍惜生命、爱护生命的责任意识,形成"时间就是生命"的急救意识。

【案例导入】

　　在某网吧,两名大学生的游戏正在酣战中,其中一位突然趴倒在桌子上,面色苍白,不省人事,一阵剧烈的抽搐后,停止了活动。

　　问题:如果你是一名救护员,在现场如何实施抢救?

一、认识心肺复苏

　　凡是抢救生命的措施都可以称为复苏,狭义的复苏是指针对呼吸、心搏骤停所采取的抢救措施,称为心肺复苏术(cardio-pulmonary resuscitation, CPR)。心肺复苏的最终目的是恢复患者的脑功能,即恢复意识,故现代复苏概念已外延为"心肺脑复苏术"(cardio-pulmonary-cerebral resuscitation, CPCR),即对呼

4-1 思维导图院前心肺复苏

吸、心搏骤停患者采取连续的、多层次的生命支持措施,最终恢复患者循环、呼吸和大脑功能。CPCR 的过程和成功率反映了整个急诊医疗体系三个组成部分(院前急救—医院急诊室—重症监护病房)之间的协调程度和工作效率。现场 CPR,是面向社会公众普及的初级救生技术,数以百万计的心搏骤停者因 CPR 而获得新生。随着社会的发展,对生命的关爱已成为社会进步的重要标志。作为一名公民,负有重大的社会责任,要熟练掌握院前心肺复苏术,准备随时参与现场急救。

(一)呼吸、心搏骤停的原因

　　1.呼吸骤停的原因　　呼吸骤停的原因很多,溺水、脑血管意外、呼吸道异物阻塞、烟雾吸入、会厌炎、药物过量、窒息、创伤、心肌梗死、雷击,以及任何原因引起的昏迷等。

　　2.心搏骤停的原因　　心搏骤停是指任何原因导致心脏突然停搏,有效泵血功能消失,引起全身严重缺血缺氧的临床急症。导致心搏骤停的病理生理机制最常见的为室性快速性心律失

常(心室颤动和室性心动过速),其次为缓慢性心律失常。

(1)心源性心搏骤停 因心脏本身的病变所致,多见于各种器质性心脏疾病,如冠状动脉粥样硬化性心脏病、高血压心脏病等,导致心肌供血不足、心肌缺氧,引起心肌收缩力减弱,心室颤动,心搏停止;心肌炎、心肌病等引起心肌损伤并发室性心动过速、房室传导阻滞等严重心律失常。其中冠心病是最常见的原因。

(2)非心源性心搏骤停 因其他疾病或因素影响心脏所致。

1)呼吸道梗阻 如气道异物、呼吸道烧伤导致窒息。

2)血容量严重不足 大出血可引起血容量严重不足、心输出量降低导致心脏停搏。

3)意外事故 溺水、电击、创伤、麻醉意外或某些操作意外。

4)严重的电解质紊乱与酸碱平衡失调 可见于高钾血症、低钾血症、低镁血症、高钙血症以及酸中毒或碱中毒。

5)药物中毒或过敏。

6)中枢神经系统病变 如脑血管意外、颅脑损伤等影响呼吸中枢功能引起呼吸停止,导致全身细胞、组织、器官,特别是心肌的严重缺氧,进而发生心搏骤停。常见心搏骤停的原因见图4-1。

(二)心搏骤停的诊断

心搏骤停可发生在任何场合,绝大多数情况下,现场没有专门的诊断工具,只能徒手进行,目前专业

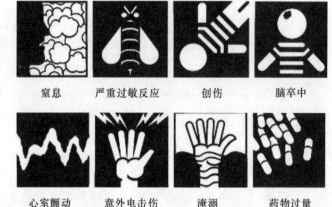

窒息   严重过敏反应   创伤   脑卒中

心室颤动   意外电击伤   淹溺   药物过量

图4-1 心搏骤停常见原因

医务人员常用的三个诊断指标是突然意识丧失、呼吸停止(或叹息样呼吸)、大动脉搏动消失。非医务人员触诊大动脉搏动有困难,可直接通过意识消失、呼吸停止、面色苍白或青紫等作出心搏骤停的诊断。

知识拓展 4.1

其他场合心搏骤停的诊断

1.听心音 医院内听心音是一个很好的方法,心前区听诊5s没有心音,可诊断为心搏骤停。听心音比触摸大动脉可靠、准确。

2.心电监护 在ICU、手术中、专科病房危重患者常规进行心电监护,这些设备具有自动报警功能,如听到报警声,看到显示屏正常的心电波消失成为直线或室颤波形,即可诊断为心搏骤停。这种方法不但诊断及时,明确可靠,而且心搏骤停的心电图类型判断准确,对指导复苏很有价值。未接有心电监护的心搏骤停患者可边抢救边接上心电监护仪,为复苏创造条件。

(三)生存链

近几年来,许多临床工作者、管理者和研究人员都意识到改进急诊救护系统的工作对提高生存率有着极其重要的作用,即抢救心搏骤停者的生命必须依赖一系列紧急措施的有效实施,任何一项措施被忽视或延搁,患者的生命就无法挽救。美国心脏协会(American Heart Association,AHA)在 1992 年正式用"生存链"(chain of survival)一词描述这一系列措施。2015 年,美国心脏协会发布《心肺复苏与心血管急救指南》,该指南继续强调,有效的基础生命支持是高级生命支持成功的基础,尽可能减少中断高质量 CPR,在数分钟内对心室颤动、无脉搏性室性心动过速患者进行电除颤,并提出"生存链"中基础及高级急救医疗服务、高级生命支持和复苏后护理的重要性。有效的急救取决于生存链五个部分的有力配合(图 4-2)。

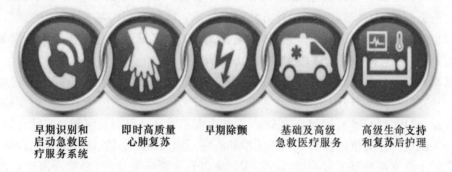

早期识别和启动急救医疗服务系统　　即时高质量心肺复苏　　早期除颤　　基础及高级急救医疗服务　　高级生命支持和复苏后护理

图 4-2　"生存链"五个部分

1.早期识别及请求急救医疗服务系统的帮助　包括患者发生紧急情况后到救护员赶赴现场抢救期间所进行的任何活动,具体内容包括:①旁观者能尽早识别患者处于危急情况并拨打急救电话;②急救中心接线员应能尽快识别潜在的心搏骤停情况,并指导旁观者采取紧急措施;③急救中心应迅速派遣救护员携带抢救必需的物品,包括除颤仪和进一步心脏生命支持设备,以最快速度赶赴现场。

应建立一个完善的急救医疗服务系统,从而使上述措施能及时有效地付诸实施。目前,在我国各城市开展的"120"服务取得了一定的社会效益,但还需不断完善,急救医疗服务系统必须保证快速按公众的需要派出急救车及人员。

2.即时高质量心肺复苏　患者心搏骤停后立即开始心肺复苏是非常重要和有效的。许多临床研究结果表明,心跳停止 4min,脑组织开始损伤,心跳停止 10min 脑组织死亡。越早采取 CPR 及进一步的心脏生命支持(advanced cardiac life support,ACLS),患者生存率越高(表 4-1)。

表 4-1　心搏骤停患者采取 CPR 及 ACLS 措施的及时性与生存率的关系

开始 CPR 的时间(min)	开始 ACLS 的时间(min)	生存率(%)
0~4	0~8	43
0~4	16	10
8~12	8~16	6
8~12	16	0
12	12	0

旁观者及时进行 CPR,对提高心搏骤停患者的生存率有着非常显著的积极效果。进行基础生命支持能有效地提高院外心搏骤停者的生存率。提高市民的急救意识,使其能更迅速地

获得急救医疗服务系统的帮助,从而提高心搏骤停患者的抢救成功率。因此,应在社会上进行CPR的普及培训,范围包括警察、消防、学校、军队、工厂、旅馆、饭店等工作区域或公共场所以及家庭等。政府和社区、企业、学校应尽可能提供市民学习CPR的条件,从而使心肺复苏这项能挽救生命的技术得到普及。

尽管旁观者进行CPR有着重要的作用,但它只是个暂时性措施,若不尽快进入下一个环节(早期除颤及早期高级生命支持),它将失去本身的价值。因此,旁观者必须意识到及早通知急救医疗服务系统的重要性,从而使救护员能及时赶到现场进行进一步的抢救。

3.早期除颤 早期除颤是生存链中对提高患者生存率最有帮助的一环。院外心搏骤停者提高生存率最为关键的措施是:广大受过培训的救护员能及时获取自动体外除颤仪(AED)进行除颤。据美国心脏协会的统计,在成人心搏骤停患者中,85%是由心室颤动或无脉搏性室性心动过速所引起的,而其最有效的治疗方法就是除颤。除颤进行得越早,患者的预后越好,生存的机会也就越大。如果能在火车站、体育场、剧院、工作区域以及公寓楼等人群聚集的公共场所放置AED,就可缩短心搏骤停到除颤的时间间隔。

4.基础及高级急救医疗服务 急救医疗服务由到达现场的医生、护士或医务辅助人员来提供,是心搏骤停急救管理中又一个非常重要的环节。救护员应携带抢救设备以支持呼吸,建立静脉通路,使用急救药物,控制心律失常,并使患者相对平稳以利及时转送。除此以外,急救医疗服务系统成员还提供许多其他用于治疗非心脏原因所致的心搏、呼吸骤停的评估和措施。

5.高级生命支持和复苏后护理 心搏骤停患者自主循环恢复后,经常会出现心血管和血流动力学的紊乱,为提高存活率,使患者恢复到正常的功能状态,应到重症监护病房按综合计划进行治疗,包括优化心肺和重要器官灌注,识别并治疗急性冠脉综合征和其他可逆病因,控制体温以促进神经功能恢复,预测、治疗和防止多器官功能障碍。

"生存链"定义了第一反应人、急救调度、急救服务人员、急救医生和护士作为团队,共同为抢救生命进行有序工作。该项工作普及实施得越早越广泛,急危重症患者获得的救治成功率越高。

(四)CPCR程序

根据美国心脏协会的《心肺复苏与心血管急救指南》和我国急救学界的意见,CPCR的程序可以分为三个阶段:基础生命支持(basic life support,BLS)、高级生命支持(advanced life support,ALS)、延续生命支持(prolonged life support,PLS)。各期之间是紧密衔接的,不能截然分开,并应不间断地进行。

知识拓展 4.2

胸外心脏按压机制

1.心泵学说 在对胸腔进行按压时,位于胸骨和脊柱之间的心脏被挤压,并推动血液向前流动。而当胸腔按压放松时,心室恢复舒张状态,产生吸引作用,使血液回流,充盈心脏。

2.胸泵学说 在对胸部按压时,心脏仅是一个被动的管道。按压胸部增加了胸腔内静脉、动脉以及胸腔外动脉的压力,但胸腔外静脉的压力依然是低的,从而形成周围动静脉压力梯度,使血液从动脉流入静脉。当放松时,胸骨由于两侧肋骨和肋软骨支持,回复原来位置,胸廓容量增大,胸内压减小且低于静脉压,静脉血回流至心脏,心室得到充盈。如此反复,可建立有效的人工循环。

不论用何种学说阐明,国内外大量的实践和研究资料表明,只要尽早应用胸外心脏按压,方法正确,同时配合有效的人工呼吸,胸外心脏按压的效果十分可靠,为全世界绝大多数学者所接受,现已成为标准。

二、成人基础生命支持

基础生命支持(BLS)又称初期复苏或现场急救,是指由专业或非专业人员(第一反应人)在事发现场对患者所实施的徒手救治,迅速建立人工呼吸和循环,其目的是尽早供给心、脑等重要脏器氧气,维持基础生命活动,为进一步复苏创造有利条件。为专业救护员制定的成人CPR指南适用于青春期(12~14岁,出现第二性征)后的患者,为非专业救护员制定的成人CPR指南适用于年龄大于等于8岁的患者。

基础生命支持(BLS)是心肺脑复苏最初、也是最关键的方法和阶段,由一系列连续的操作组成,包括:保证抢救环境安全;快速识别意识、呼吸或循环停止;启动EMSS;复苏体位摆放;实施CABD步骤。其中,①胸外心脏按压(compressions,C),建立人工循环,让机体血液流动起来,把携有氧气的红细胞带向全身,并促使自主心跳呼吸恢复;②开放气道(airway,A),使气道保持通畅以保证空气能进入肺中;③人工呼吸(breathing,B),把空气吹入患者肺中,把大气中的氧送入肺泡,使肺内气体氧分压升高,氧气可以弥散到肺泡壁的毛细血管内;④除颤(defibrillation,D),利用除颤仪将高能量电脉冲作用于心脏,消除患者心室颤动或室性心动过速。快速采取BLS是心肺脑复苏成功的关键,也是保护脑的先决条件。

(一)评估环境与判断意识

救援者到达现场后,必须快速判断现场是否安全。在保证自身和患者安全的前提下,迅速判断患者是否有意识,采取"轻拍重喊"的方法,即大声呼唤患者观察有无反应,轻拍患者肩膀观察有无反应。绝不能摇头或轻易搬动患者,以免引起脊髓损伤而导致患者截瘫(图4-3)。

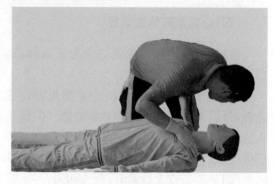

图4-3 "轻拍重喊"评估意识

(二)启动EMSS

1. 立即由"第一反应人"(专业或非专业人员)实施CPR。

2. 由现场的第二人寻求救援,应该快速拨打当地急救电话"120",具体内容见第19页。

3. 如果只有一人在现场,对成人首先拨打急救电话,向EMSS求救;淹溺或其他窒息原因导致心搏骤停者,应立即先进行2min急救(5组CPR),再打急救电话。开启电话免提,有利于边操作、边与急救中心接线员沟通,提高急救效率。未经过CPR操作培训者,可在急救中心接线员的电话指导下进行CPR。

(三)同时评估呼吸和循环

医务人员判断是否心脏停搏应先检查有无大动脉搏动,主要选择浅表的大动脉进行检查。颈动脉易暴露,便于迅速触摸,检查极为方便,能节省宝贵的时间,是成人最常选用的部位。颈动脉搏动最明显处位于喉头平面,方法是用左手扶住患者的头部,右手的食、中指先触及颈正中部位(甲状软骨)中线,男性可先触及喉结,向旁滑移于胸锁乳突肌之间的凹陷,稍加力度触摸(图4-4)。检查时用力不可过大,时间至少达到5s,但不能超过10s。如无搏动就可判定为心搏骤停。非医务人员触诊大动脉搏动有困难,根据患者突发意识丧失、呼吸停止、面色苍白或发绀等作出心搏骤停的判断,并立即实施胸外心脏按压,而无须检查大动脉搏动。

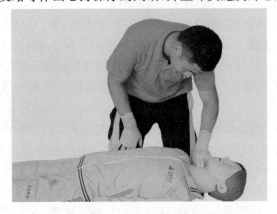

图4-4　颈动脉搏动触摸

4-2 PPT
心搏骤停的
识别与呼救

4-3 视频
心搏骤停的
识别与呼救

救护员在触摸颈动脉搏动的同时快速判断呼吸,通过注视或观察胸部运动检查呼吸是否停止或异常(仅有喘息),呼吸评估时间为5～10s。

(四)心肺复苏体位安置

救护时,救护员及患者应采取正确体位,以利救护。

1.救护员体位　救护员应根据患者位置高低,分别采取跪、站、踩脚凳等姿势。院前单人抢救时,救护员两膝分别跪于患者的肩和腰的旁边,以利于吹气和按压,应避免来回移动膝部(图4-5)。双人抢救时,两人相对,一人跪于患者的头部位置负责人工呼吸,另一人跪于胸部负责胸外心脏按压。

2.患者复苏体位安置　现场复苏必须将患者就地仰卧于坚硬的平面上(地上或垫有硬板的床上)。头部位置低于心脏,以避免按压

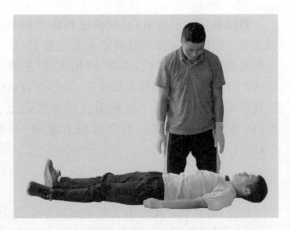

图4-5　救护员体位

时呕吐物反流至气管,也可防止因头部高于心脏水平而影响脑血流。如果患者呈俯卧或侧卧位,则应立即将其翻转成仰卧位。翻身方法:①将患者双上肢向头部方向伸直;②将患者离救护员远侧的小腿放在近侧小腿上,两腿交叉;③救护员一只手托住患者颈部,另一只手托住离

救护员远侧患者的腋下或胯部,使头、颈、肩和躯干同时翻向救护员;④最后将患者两上肢放于身体两侧,解开患者衣领、裤带、女性胸罩(图4-6)。对疑有颈髓损伤患者的搬动一定要做好头颈部的固定,防止颈部扭曲。如果患者躺卧在软床上,可将一块宽度不小于70cm的木板置于患者背部,以保证复苏的效果。

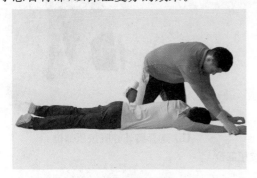
(a)双上肢向上伸直

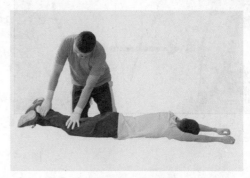
(b)对侧腿放于同侧腿上

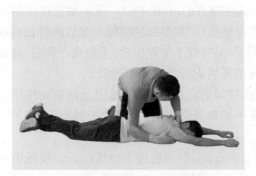
(c)一手保护头颈部,一手插入腋下

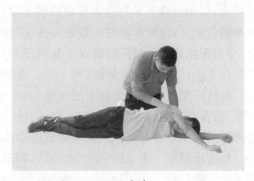
(d)翻身

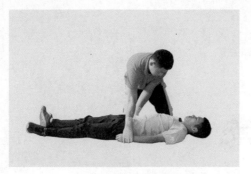
(e)上肢放于身体两侧

图4-6 患者复苏体位安置

(五)胸外心脏按压

一旦诊断为心搏骤停,应立即进行胸外心脏按压(compressions,C),以维持循环功能。

1.确定按压部位 救护员移开或脱去患者胸前的衣服,患者胸部裸露。按压的部位为患者胸骨的下1/2,更快速简便的定位是患者乳头连线与胸骨交界处(图4-7a、b)。按压位置不正确可导致按压无效、肋骨骨折等并发症,因此按压部位准确非常重要。

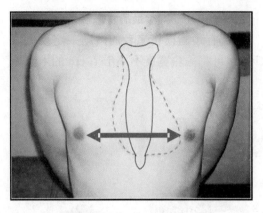

（a）两乳头连线中点胸骨下半段

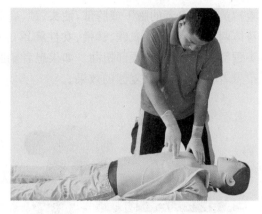

（b）选择胸外心脏按压部位

图 4-7　确定按压部位

2. 按压的姿势与手法　救护员的上半身前倾，双肩位于双手的正上方，两臂伸直，垂直向下用力，借助自身上半身的体重和肩臂部肌肉的力量进行操作（图 4-8）。保证每次按压的方向与胸骨垂直，以免影响按压效果。按压时两手掌根重叠，手掌根部的横轴与患者胸骨长轴重合，十指相扣翘起。按压时确保手掌根部不离开胸壁，保持双手位置固定；手指离开胸壁，避免手指压至肋骨，导致肋骨骨折（图 4-9）。连续 30 次按压后进行 2 次人工呼吸。

3. 按压深度　成人胸骨下压深度 5～6cm，每次按压后应放松，让胸壁完全回复到按压前位置，血液在此期间可以回流到心脏。放松时掌根不能离开胸壁，按压与放松时间比为 1：1。最理想的按压效果是可触及颈动脉或股动脉搏动。

4. 按压频率　为 100～120 次/min，即至少 100 次/min，但不超过 120 次/min。按压中尽量减少中断（少于 10s）。每 5 个循环或每 2min 检查心电及脉搏 1 次，在 10s 内完成。

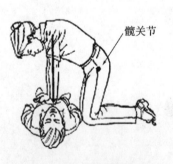

图 4-8　胸外心脏按压姿势

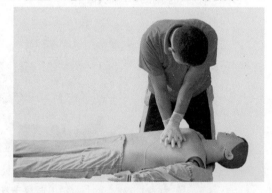

图 4-9　胸外心脏按压手法

5. 按压-通气比值　胸外心脏按压同时配合人工呼吸，连续 30 次按压后给予 2 次人工呼吸。成人心肺复苏无论是单人操作还是双人操作，为避免救护员过度疲劳，专家建议实施胸外心脏按压者应 2min 交换一次。但两人交换位置所用的时间要尽可能短，不应超过 5s。

双人复苏时，一人在患者一侧完成胸外按压，另一人在患者头部，维持气道开放，进行人工呼吸，并观察是否有动脉搏动。

做 CPR 时，有些人不愿意对患者实施口对口人工呼吸，可以行单纯胸外按压。研究表明，成人 CPR 最初 6～12min，并非一定需要正压通气。

　　胸外心脏按压常见并发症有肋骨骨折、胸骨骨折、血气胸、肺损伤、胃扩张、心包填塞、肝脾损伤和脂肪栓塞等。这些并发症多由于按压位置不当或用力不当所致。预防的方法首先要掌握方法和要领,复苏后常规做 X 线检查及加强监护,以了解有无并发症,及时给予相应的处理。

(六)开放气道

　　开放气道(airway,A)的方法介绍如下。

　　1. 去除呼吸道异物　检查口鼻腔有无异物(图 4-10),用手指挤压前鼻腔挤出分泌物,清理口腔内的血凝块、污物、淤泥、呕吐物等异物。口腔异物清理方法:将患者头偏向一侧,一手拇指和其余 4 指压住患者舌头、下颌,另一手食指沿口腔侧壁(颊部)深入口腔深部(咽部),随后移向口腔另一侧,当食指回收弯曲时顺势将异物勾出(图 4-11)。注意手指防护,不忘取出活动义齿,以防掉入气管。

4-4 PPT
心脏按压与
人工呼吸

4-5 视频
心脏按压与
人工呼吸

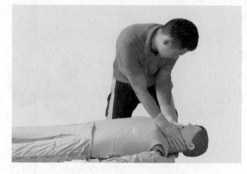

图 4-10　检查口腔异物

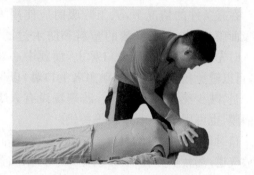

图 4-11　侧头取口腔异物

　　2. 开放呼吸道　昏迷患者全身肌肉(包括下颌、舌、颈部肌肉等)松弛,舌根后坠,在咽部水平堵塞气道。现场急救时应将患者以仰头举颏法或托颌法使舌根离开声门,气道开放后有利于保持呼吸道通畅,也便于进行口对口人工呼吸。

　　(1)仰头举颏法　无颈椎损伤的患者可用此法。救护员一手掌置于患者的前额,用力使头向后仰,后仰的程度是患者下颌角与耳垂的连线与水平面垂直(头后仰 90°);另一手食指和中指置于患者的下颌近颏的骨性部分,向上抬起下颌。注意:手指不要压迫颈部软组织,以免造成气道梗阻(图 4-12)。

　　(2)托颌法　已存在或疑有颈椎损伤的患者,为避免头颈部过度后仰,可采取此法。救护

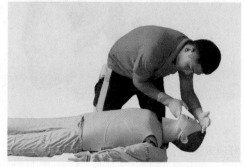

图 4-12　仰头举颏法打开气道

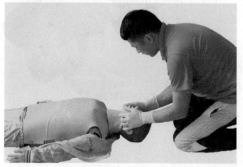

图 4-13　托颌法打开气道

员将两手置于患者头部两侧,肘部支撑在患者所躺平面上,双手手指放在患者下颌角,向上提起下颌(图4-13)。

如患者有口咽部严重创伤而上述方法无效时,应采用口咽通气管(OPA)、鼻咽通气管(NPA)、医疗气管插管或气管切开等措施。

(七)人工呼吸

人工呼吸(breathing,B)是用人工方法(手法或机械)借外力来推动肺、膈肌或胸廓的活动,使气体被动进入或排出肺,以保证机体氧的供给和二氧化碳的排出。人工呼吸法包括口对口、口对鼻、口对口鼻、口对面罩、口咽通气管或鼻咽通气管吹气及专业的气管插管、呼吸机等。徒手人工呼吸方法简便易学,"第一反应人"在事发现场可以用此方法实施。

1.口对口人工呼吸　在众多的徒手人工呼吸中,口对口人工呼吸简单易行,潮气量大,效果可靠,是目前公认的首选方法。口对口的呼吸支持技术,每次可提供500~600ml的潮气量,能快速、有效地为患者提供足够的氧气。

在有条件的情况下,人工呼吸时应使用人工呼吸面膜,它是一张清洁的塑料和防水过滤器。吹气时先把面膜放在患者口鼻上,面膜中心对准口,可以避免救护员直接接触患者的口鼻,以保护救护员,减少感染(图4-14)。若现场没有人工呼吸面膜,也可用纱布、餐巾纸等替代。

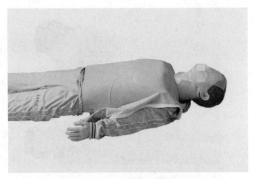

图4-14　人工呼吸面膜放置

口对口人工呼吸的具体方法是:①患者仰卧,开放气道;②救护员吸一口气,用一手拇指和食指捏住患者鼻翼,防止吹气时气体从鼻孔逸出;同时用嘴唇封住患者的口唇,给患者吹气,时间在1s以上,并用眼睛余光观察患者的胸廓是否抬高;③救护员头稍抬起,嘴唇离开患者口部,换气,同时松开捏闭鼻翼的手指,让患者的胸廓及肺弹性回缩,排出肺内气体,患者自动完成一次呼气动作;④重复上述步骤再吹一次气,连续吹气两次。如患者有心跳,无自主呼吸,吹气频率为10~12次/min,即每5~6s吹气一次(图4-15a、b)。

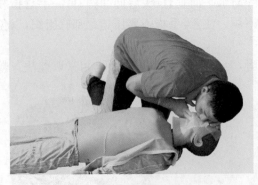

(a)捏鼻吹气

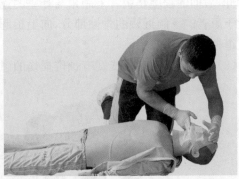

(b)松鼻

图4-15　人工呼吸方法

2.口对鼻人工呼吸　对不能经口吹气的患者,如口唇不能被打开、口腔严重损伤、口不能完全被封住等,可应用口对鼻人工呼吸。其方法是:使患者头后仰,一只手按压前额,另一只手上抬下颌并把嘴合住。救护员吸一口气,用口封住患者鼻子向鼻腔吹气,然后将口从鼻上移开,让气体被动呼出。

3. 口对面罩吹气 救护员位于患者头部一侧,将面罩置于患者面部,以鼻梁为基准,双手固定面罩和维持气道通畅,救护员口对面罩通气孔缓慢吹气。口对面罩吹气可保护救护员不受感染。

4. 口咽通气管(OPA)或鼻咽通气管(NPA)吹气 当仰头举颏法或托颌法无法保持气道通畅时,可采用口咽通气管或鼻咽通气管。它们可以使舌根离开咽后壁,解除舌后坠所致的气道梗阻,在一定程度上减少了口腔部的呼吸道死腔。救护员可以对通气管吹气,不必和患者直接接触。

(1)口咽通气法 选择适当大小的口咽通气管(图 4-16),口咽通气管长度为患者口角到下颌骨转角处的距离。选择的通气管不可过短或过长,过短不能经过舌根,起不到开放气道的作用;过长的通气管可抵达会厌,引起完全性喉梗阻。

插管时用左手或开口器打开患者口腔,吸净口腔及咽部分泌物,右手持口咽通气管使口咽通气管的凹面朝向头部插入口腔,直至接近舌根时,将口咽通气管旋转 180°,使口咽通气管的凸面朝向头部继续前进直达咽部(图 4-17)。该方法不得用于意识清楚的患者,因为它可诱发恶心、呕吐和喉痉挛。评估的关键步骤是检查患者是否具有完整的咳嗽和咽反射,如果有完整的咳嗽和咽反射,则不能使用口咽通气管。

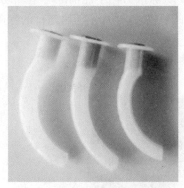

图 4-16 口咽通气管

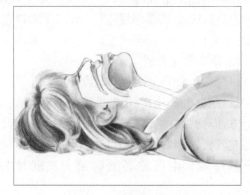

图 4-17 插入后的口咽通气管

(2)鼻咽通气法 对有意识的患者或半意识的患者(有完整咳嗽和咽反射),当气道开放操作(如仰头举颏法或双手托颌法)未成功无法保持气道通畅时,可用鼻咽通气管。选择型号适宜、质地柔软的塑料或橡胶管(图 4-18),鼻咽通气管的合适长度为鼻尖至耳垂的距离。插管前外涂含利多卡因的润滑液,检查鼻腔,滴入少量 1‰的麻黄素。待鼻腔湿润后,从一侧鼻孔插入管道,并沿鼻腔中线,经舌根至咽后壁(图 4-19)。导管不可插入过深,以免误入食管,或刺激喉部产生喉痉挛。操作时动作宜轻柔,以减轻对鼻黏膜的损伤。

无论以何种形式进行人工呼吸,都必须注意避免过度通气(每分钟人工呼吸次数过多或每次人工呼吸给予的吹气量过大)。过度通气会增加胸廓内压,减少心脏的静脉回流,降低心输出量。另外,过大的通气量和过快的通气速度会引起咽喉部的压力过高而使食道开放,气体进入胃内,导致胃胀气,甚至可引起呕吐和胃内容物误吸。救护员每次吹气时只需看到患者胸廓有明显起伏并维持 1s 即可,应避免吹气容积太大及吹气次数太多。针对成人的吹气频率为10~12 次/min(约每 5~6s 吹气 1 次)

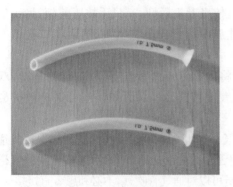

图 4-18　鼻咽通气管

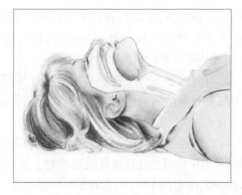

图 4-19　插入后的鼻咽通气管

(八)自动体外除颤仪(AED)的使用

4-6 视频
成人心肺复
苏操作

1. 除颤策略　如果患者无脉搏,院前急救需在自动体外除颤仪(AED)到位后立即检查是否心室颤动、室性心动过速,按指示实施电击,每次电击后立即从胸外按压开始实施 CPR。

2. 除颤的次数　研究显示,连续采用 3 次除颤会延误胸外心脏按压的实施,而采用单次除颤足以消除 90% 以上的心室颤动。如果在 1 次除颤后仍不能消除心室颤动,其原因为心肌缺氧,需要继续进行 2min CPR,以重新恢复心脏的氧供,这样可使随后施行的除颤更有效。

3. AED 使用方法

(1)打开 AED(图 4-20)电源开关。

(2)贴上电极片:一块电极片贴在患者胸部右上方,即胸骨右侧锁骨正下方;另一块电极片贴在左乳头外侧,使电极片的上缘位于左侧锁骨下数厘米。电极片必须确定与皮肤接触良好。

(3)插入导线:把与电极片相连的导线插入 AED 相应的插孔上。

(4)电击:按机器语音提示完成操作。操作过程:①避免所有人员接触患者,机器自动分

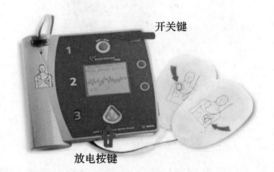

开关键

放电按键

图 4-20　自动体外除颤仪(AED)

析、识别心律,确认需要除颤;②机器发出充电信号,自动充电,充电完毕后,救护员再次确定无人接触患者,依机器指令按放电键,完成一次电击;③电击后,立即从胸外按压开始实施 CPR,2min 后机器再次提示进行心律分析,确认是否需要再次电击。

(九)判断心肺复苏效果

4-7 视频
AED 使用

在完成 5 个循环胸外按压和人工呼吸操作后或每隔 2min,救护员应检查患者颈动脉搏动、呼吸等恢复情况。如仍未恢复呼吸、心跳,应重新开始胸外按压,在呼吸、心跳未恢复情况下,不要中断 CPR。判断心肺复苏有效的标志如下:

1. 颈动脉搏动出现。

2. 自主呼吸恢复。

3. 收缩压＞60mmHg(8.0kPa)。

4. 面色、口唇由苍白、发绀变红润。

5. 瞳孔由大变小，对光反射恢复。

6. 患者出现眼球活动、呻吟、手脚抽动。

（十）安置患者复原体位（侧卧位）

患者经过心肺复苏后，心跳呼吸恢复但意识仍不清，为防止舌后坠，或分泌物、呕吐物阻塞呼吸道，应将患者置于侧卧位。方法：①将靠近救护员侧的患者上肢向头部侧伸直，另一上肢肘弯曲于胸前；②将救护员远侧的患者小腿弯曲；③救护员一只手扶住救护员远侧患者的肩部，另一只手扶住救护员远侧的患者膝部或胯部，轻轻将患者侧卧向救护员；④最后将患者胸前的手置于面颊下方，保持头后仰并防止面部朝下（图 4-21）。

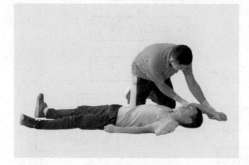

(a)上肢屈肘外展

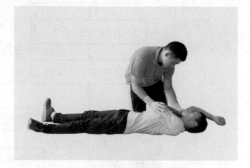

(b)对侧上肢屈曲置于胸前

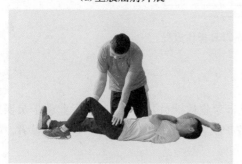

(c)对侧膝部屈曲

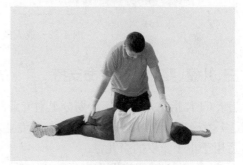

(d)翻转成侧卧位

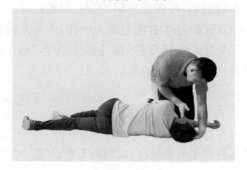

(e)打开气道

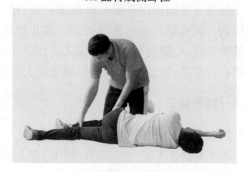

(f)调整下肢位置

图 4-21　安置侧卧位

成人现场 CPR 操作流程见图 4-22。

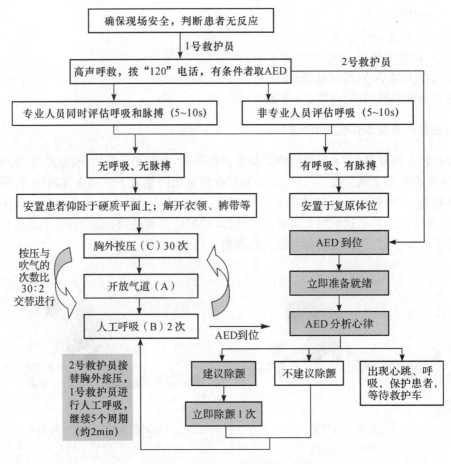

图 4-22　成人现场 CPR 操作流程

三、儿童、婴儿基础生命支持

儿童 CPR 指南在儿童年龄划分上对专业和非专业救护员是有区别的,专业救护员实施的对象是 1 岁～青春期(12～14 岁之前),非专业救护员实施的对象是 1 岁～8 岁的患者。婴儿 CPR 适用于小于 1 岁的患儿。

儿童与婴儿心搏骤停发生率远较成人低,且很少突发,并以非心脏原因为主。婴儿期发生心搏骤停最常见的原因有婴儿猝死综合征、呼吸系统疾病、呼吸道梗阻、淹溺、败血症以及神经系统疾病。创伤是儿童的首要死因。婴儿和儿童 CPR 的基本方法与成人一样,但单人抢救院外心搏骤停时,心肺复苏顺序与成人有所不同,若未目击心搏骤停,应立即先给予 2min 左右的基础心肺复苏(先急救再求救),而非成人处理方式(先求救再急救)。

(一)判断意识

1.判断儿童意识的方法与成人相同。

2.婴儿对语言不能反应,可采取拍击婴儿足底,若婴儿不能哭泣,可判断无意识(图 4-23)。

(二)求救

如患儿无意识,立即高声呼救,指定人员拨打"120"急救电话。

(三)同时判断呼吸和循环

通过扫视胸腹部起伏判断呼吸,专业人员需同时判断有无大动脉搏动,如未触及脉搏、无呼吸或无效呼吸,即开始胸外按压。

1.检查儿童颈动脉或股动脉搏动。

2.婴儿的颈部较短,而且多数小儿较肥胖,因而颈动脉搏动不易触及。可以采用触摸肱动脉的方法,触摸部位为上臂中央肱二头肌内侧,时间 5~10s(图 4-24)。

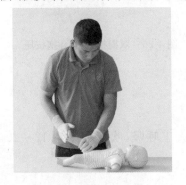 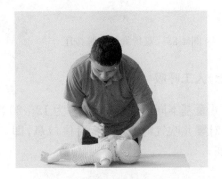

图 4-23　婴儿意识评估　　　　　　图 4-24　触摸肱动脉的方法

(四)摆正体位

将患儿仰卧位放到硬质的平面上,松开衣裤。

(五)建立人工循环

1.儿童胸外心脏按压　按压时根据体型选用单手或双手(同成人)掌根按压。部位同成人,按压深度应至少为胸部前后径的 1/3,对于大多数儿童,这相当于 5cm,频率为 100~120 次/min,按压与放松的时间基本相等。1 名救护员操作时按压与吹气的次数比应为30∶2;2 名救护员操作时按压与吹气的次数比可以减少至 15∶2。

2.婴儿胸外心脏按压　婴儿胸外心脏按压深度至少为胸部前后径的 1/3,对于大多数婴儿,大约为 4cm,频率为 100~120 次/min。1 名救护员操作时按压与吹气的次数比应为 30∶2;2 名救护员操作时按压与吹气的次数比可以减少至 15∶2。

(1)双指胸外心脏按压技术　单人复苏时适用。将一只手的两指(食指-中指;中指-无名指)放置在胸骨的下段,即双乳头连线与胸骨交界处下一横指处,不能压在或靠近剑突(图 4-25)。

(2)双拇指-手掌环抱技术　双人复苏时适用。将两拇指放置在胸骨下段,大约双乳头连线与胸骨交界处下一横指,不能压在或靠近剑突。对于非常小的婴儿,拇指可以重叠,用双手的其他手指环抱婴儿胸部并托起其背部,用两拇指将胸骨下压(图 4-26)。

(六)开放呼吸道

小儿开放呼吸道的方法同成人,但要注意用力适当,头部不可过度后仰。只需轻轻后仰,即可通畅呼吸道,过度后仰反而会使气管受压。儿童头后仰 60°,婴儿头后仰 30°(图 4-27)。特别应注意清理呼吸道异物。

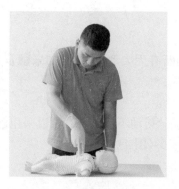

图 4-25　双指胸外心脏按压

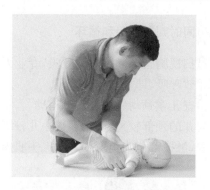

图 4-26　双拇指-手掌环抱按压

(七)人工呼吸

1.儿童基本同成人,吹气频率为 12～20 次/min。

2.对婴儿吹气时,应将嘴封住口鼻,即口对口鼻人工呼吸,吹气频率为 12～20 次/min(图 4-28)。

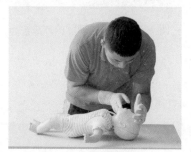

图 4-27　打开婴儿气道

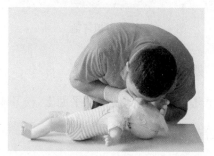

图 4-28　婴儿口对口鼻人工呼吸

(八)评估复苏效果

每 5 个循环(单人)/10 个循环(双人)或 2min 评估患儿一次。成人、儿童、婴儿实施心肺复苏比较见表 4-2。

4-8 视频
婴儿心肺复苏

表 4-2　成人、儿童、婴儿实施心肺复苏对比

		成人	儿童(1～8 岁)	婴儿(1 岁以下)
判断意识		轻拍双肩,重喊		拍击足底
胸外按压	部位	胸部正中乳头连线中央(胸骨下 1/2)		胸部正中两乳头连线下方
	方式	双手掌根	双手或单手掌根	两个手指
	深度	5～6cm	至少为胸部前后径的 1/3,约 5cm	至少为胸部前后径的 1/3,约 4cm
	频率	100～120 次/min		
开放气道		头后仰 90°	头后仰 60°	头后仰 30°

续表

		成人	儿童(1～8 岁)	婴儿(1 岁以下)
人工呼吸	方式	口对口、口对鼻		口对口鼻
	量	胸廓明显隆起		
	吹气时间	持续约 1s		
按压/吹气比		30：2	单人 30：2；双人 15：2	
检查复苏效果		每 5 个循环或每 2min 检查 1 次	单人每 5 个循环或每 2min 检查 1 次；双人每 10 个循环或每 2min 检查 1 次	

【能力检测】

(一)单项选择题

1. 判断口对口人工呼吸方法正确的主要依据是　　　　　　　　　　　（　　）
   A. 口唇红润　　　　　　　　　　　B. 大动脉出现搏动
   C. 胸廓隆起　　　　　　　　　　　D. 散大的瞳孔缩小

2. 治疗室颤最有效的方法是　　　　　　　　　　　　　　　　　　（　　）
   A. 同步复律　　　　　　　　　　　B. 非同步除颤
   C. 利多卡因静脉注射　　　　　　　D. 肾上腺素静脉注射

3. 医护人员诊断心搏骤停的主要依据是　　　　　　　　　　　　　（　　）
   A. 突然昏迷　　　　　　　　　　　B. 呼吸停止
   C. 大动脉搏动消失　　　　　　　　D. 瞳孔散大

4. 颈部有外伤者必须开放气道时采用的方法是　　　　　　　　　　（　　）
   A. 托颌法　　　　　　　　　　　　B. 仰头举颏法
   C. 仰头抬颈法　　　　　　　　　　D. 托颈法

5. 胸外心脏按压的频率是　　　　　　　　　　　　　　　　　　　（　　）
   A. 80 次/min　　　　　　　　　　　B. 100 次/min
   C. 150 次/min　　　　　　　　　　D. 100～120 次/min

6. 以下有关口对口人工呼吸的叙述,不正确的是　　　　　　　　　（　　）
   A. 需先保持患者气道通畅　　　　　B. 成人每次气量在 1000ml 以上
   C. 吹气时捏紧鼻子,防止漏气　　　D. 胸廓明显起伏是有效吹气的标志

7. 现场心肺复苏的要求是争分夺秒抢时间,在几分钟内实施心肺复苏,并快速求援拨打"120"电话,让专业人员实施进一步抢救。　　　　　　　　（　　）
   A. 1～2min　　　　　　　　　　　B. 2～4min
   C. 4～6min　　　　　　　　　　　D. 8～10min

(二)填空题

8. 对成人实施心肺复苏时,胸外按压次数为每分钟＿＿＿次,按压与吹气之比为＿＿＿＿。

9. 手法开放气道的方法有＿＿＿、＿＿＿。

10. 心肺复苏 CAB 中,C 为_____,A 为_____,B 为_____。

11. 现场进行心肺复苏时,伤病员的正确体位应为_____,若伤病员没有意识,但有呼吸和循环,对伤病员采用的体位应为_____。

(三)名词解释

12. 心肺复苏
13. BLS

(四)简答题

15. 实施成人胸外心脏按压时关键要点有哪些?
16. 判断心肺复苏有效的标志有哪些?

(费素定　王小丽)

任务五　外伤救护技术

【案例导入】

患者,男,20 岁,因施工不慎导致左前臂大出血且为鲜红色,伴右小腿疼痛、肿胀、不能活动,患者很紧张、害怕。

问题:现场有 3 人,如果你是第一反应人该怎么完成现场抢救?

一、止血

(一)目的

防止伤口继续出血,防止休克,挽救生命。

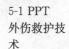

5-1 PPT
外伤救护技术

5-2 思维导图
止血方法

(二)失血量估计

有出血的伤口均需止血。血液是维持生命的重要物质,由血浆和血细胞组成。人体平均每公斤体重含血液 60~80ml(约占自身体重的 7%~8%)。

失血量的估计对进一步处理极为重要。失血的速度和数量是影响伤病员健康和生命的重要因素。突然失血约 800ml(占总血量的 20%)以上时,可造成轻度休克,患者面色苍白,四肢湿冷,脉搏增快(100 次/min 以上);当失血 800~1600ml(占总血量的 20%~40%)时,出现中度休克,患者神志淡漠或烦躁不安,口渴明显,皮肤苍白,皮肤温度降低,脉搏细速(大于 120 次/min),血压下降,脉压变小,尿量减少;当失血 1600ml(占总血量的 40%)以上时,可造成重度休克,患者反应迟钝,甚至昏迷,皮肤呈青灰色,出现瘀血,皮肤冰冷,呼吸急促,心音低钝,脉细弱或摸不清,少尿或无尿,严重者可危及生命。

(三)出血类型

1. 根据出血部位不同,可分为外出血和内出血。外出血是指血液经伤口流到体外,在体表可以看到出血。外出血见于身体各部位的开放性损伤。外出血容易被发现,易于处理,是现场急救的重点。内出血是指血液流到组织间隙、体腔或皮下,形成脏器血肿、积血或皮下淤血。内出血多见于闭合性损伤,可从患者血压、脉搏、局部血肿隆起、咯血、呕血、便血等情况进行评估,但容易被漏诊、误诊,这类出血需及时送医院治疗。

2. 根据损伤的血管,可分为动脉出血、静脉出血和毛细血管出血。动脉出血时血色鲜红、压力高、速度快,呈喷射状,人在短时间内可能大量出血,危及生命;静脉出血时血色暗红,速度相对较缓,呈持续涌出状;毛细血管出血时血色较红,出血点小而多,血液自创口渐渐渗出,多能自行凝固止血。

本节所阐述的止血法主要适用于外出血的处理。

(四)常用止血方法

1. **直接压迫止血法**　是伤口出血的首选止血方法,是最直接、快速、有效、安全的止血方法。

5-3 视频
出血的分类
和表现

(1)适应证　适用于伤口较小的小动脉,中、小静脉或毛细血管出血。

(2)基本方法　先检查伤口有无异物,如有浅表小异物可将其取出。将无菌敷料覆盖在伤口上,手掌放在敷料上均匀、持续加压(图 5-1)。注意:压迫伤口的敷料应超过伤口周边至少 3cm。

(3)注意事项　若伤口内有异物、碎骨片则不能直接使用此法;当伤口处发生骨折时,用厚敷料垫好后才可包扎;注意三角巾及绷带的结不能打在伤口上、有骨突的地方及身体特殊部位,如眼部、男性生殖器等,以免影响患者生活。救护员尽可能要戴手套,避免直接接触血液。注意必须是持续用力压迫,如果敷料被血液湿透,不要更换,再加敷料覆盖原敷料,继续压迫止血(图 5-2)。

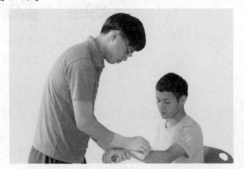 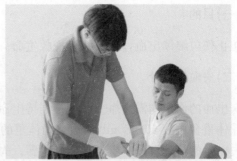

(a) 无菌敷料盖在伤口上　　　　　　　　(b) 均匀、持续加压止血

图 5-1　直接压迫止血

2. **加压包扎止血法**　在直接压迫止血的同时,可再用绷带(三角巾)加压包扎。具体方法见包扎相关内容。注意检查包扎后肢体末端血液循环情况(图 5-3),若包扎过紧影响血液循环,则应重新包扎。

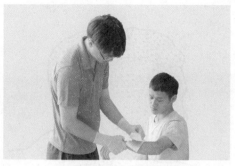

(a) 不更换敷料，继续加厚敷料

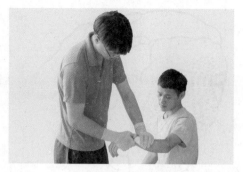

(b) 继续加压止血

图 5-2　继续压迫止血

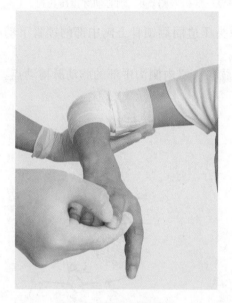

图 5-3　观察血液循环

5-4 视频
直接压迫止血和加压包扎止血

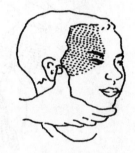

图 5-4　颞浅动脉指压止血

3.指压动脉止血法

(1)适应证　中等或较大动脉出血时的紧急止血法，适用于动脉位置表浅并且靠近骨骼处的出血。

(2)基本方法　用手指(常用大拇指)、手掌或拳头压迫伤口近心端的动脉，将动脉压向深部骨骼上，阻断动脉血运，能有效达到快速止血的目的。

1)头顶部出血　用拇指或食指压迫出血同侧耳屏前方、颧弓根部的颞浅动脉搏动点止血(图 5-4)。同时可在伤处加敷料进行直接压迫。

2)面部出血　用拇指或食指压迫出血同侧下颌骨下缘、咬肌前缘的面动脉搏动点止血(图 5-5)。

3)头面颈部出血　用拇指或其他 4 指压迫同侧气管外侧与胸锁乳突肌前缘中点之间(相当于甲状软骨平面)的颈总动脉搏动点，用力向后将颈总动脉压向第 6 颈椎横突上，以达到止血的目的(图 5-6)。颈内动脉是颈总动脉的分支，是脑的重要供血动脉，因此压迫过程中应特别注意观察有无晕厥表现，禁止同时压迫双侧颈总动脉。

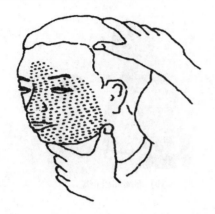

图 5-5　面动脉指压止血

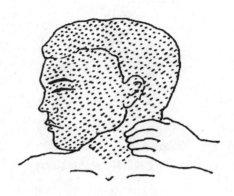

图 5-6　颈总动脉指压止血

4) 肩部、腋部、上臂上部出血　用拇指或拳头压迫同侧锁骨上窝中部的锁骨下动脉搏动点，并将动脉压向第 1 肋骨(图 5-7)。

5) 上肢前臂出血　用拇指和其余 4 指压迫肱二头肌内侧沟中部的肱动脉搏动点，将动脉向外压向肱骨，同时将患肢上举(图 5-8)。

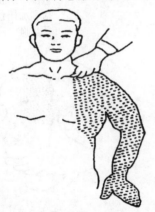

图 5-7　锁骨下动脉指压止血

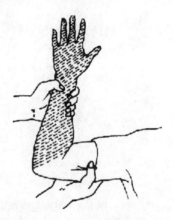

图 5-8　肱动脉指压止血

6) 手部出血　用双手拇指同时压迫手腕横纹稍上处的内、外侧的尺、桡动脉搏动点止血。亦可用握拳法，同时压迫尺、桡动脉搏动点，以达到止血目的(图 5-9)。

7) 下肢出血　先将髋关节略屈曲、外展、外旋，用双手拇指或双手掌重叠用力压迫大腿根部腹股沟韧带内侧1/3处稍下的股动脉搏动点止血(图5-10)，可用于大腿、小腿、足部出血；

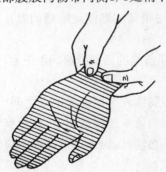

图 5-9　桡、尺动脉指压止血

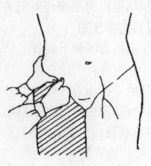

图 5-10　股动脉压迫止血

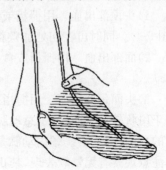

图 5-11　胫前、后动脉压迫止血

对于小腿、足部出血者,可用双手拇指在腘窝处将腘动脉压向深部骨面;足部出血者,用双手拇指或食指压迫足背中部近脚踝处的胫前动脉搏动点以及足跟与内踝之间的胫后动脉搏动点止血(图5-11)。

(3)注意事项　操作时需准确掌握动脉压迫点;压迫力度要适中,以伤口不出血为宜;压迫时间一般为10~15min,仅是短暂急救止血;保持伤处肢体抬高。

4.止血带止血法

5-5 视频
指压止血法

(1)适应证　当四肢大动脉出血,采用其他止血法仍不能有效控制出血时,止血带止血法可作为紧急止血措施选用。

(2)常用方法　分表带式止血带、橡皮止血带和充气止血带等。紧急情况下可用绷带、布带等代替。

1)表带式止血带(图5-12)止血法　先在皮肤上加衬垫一圈,止血带缠绕在肢体上,将一端穿进扣环,并拉紧至伤口停止出血为度(图5-13)。

2)橡皮止血带止血法　将患肢抬高或置于操作者肩部,用软布料、棉花等软织物衬垫于止血部位皮肤上(伤口上部)。左手拇指、食指和中指紧握止血带距带端10cm处,手背向下,右手将止血带适当拉紧拉长,绕肢体2~3圈,然后将带塞入左手的食指与中指之间,食指、中指紧紧夹住止血带向下牵拉,成为一个活结。注意绕圈时使橡皮带的末端压在紧缠的橡皮带下面(图5-14)。

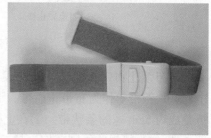

图 5-12　表带式止血带

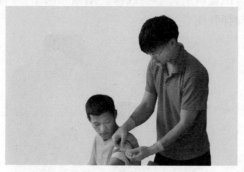

(a) 加衬垫上表带式止血带

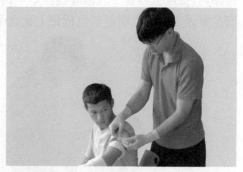

(b) 扣好止血带

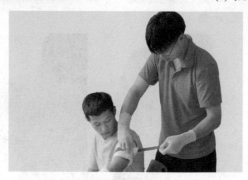

(c) 拉紧止血带

图 5-13　表带式止血带止血法

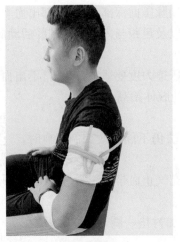
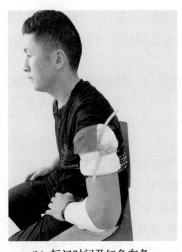

(a) 加垫后止血　　　　　　　　　(b) 标记时间及红色布条

图 5-14　橡皮止血带止血法

3) 布带止血带止血法　在突发意外现场,往往没有专业的止血带,可就地取材选择三角巾、围巾、领带等作为布带止血带。下面以前臂大出血为例进行讲解:①将三角巾或其他布料折叠成约 5cm 宽的条状带。②在上臂的上 1/3 处用毛巾、绷带等垫好衬垫(注意衬在伤口的近心端,如为毁损肢体则离伤口越近越好)。③用折叠好的条带状三角巾在衬垫上加压绕肢体一周,两端向前拉紧打一活结。④将硬质条状物如小木棒、笔杆、筷子等作为绞棒,插在第二道带圈内,提起绞棒置于肢体外侧绞紧至伤口出血缓解。⑤将绞棒一端插入活结套内,并把活结套拉紧固定。⑥在明显部位标记上止血带时间(图 5-15)。

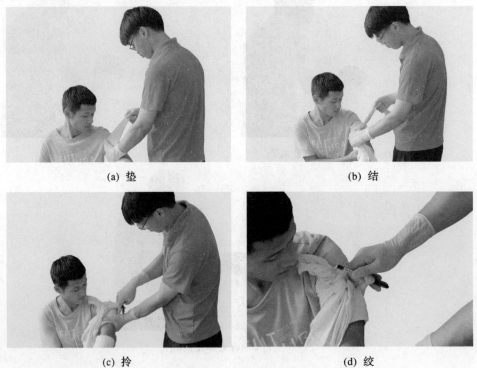

(a) 垫　　　　　　　　　　　　　　(b) 结

(c) 拎　　　　　　　　　　　　　　(d) 绞

图 5-15　布带止血带止血

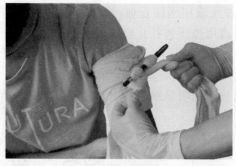
(e) 拉紧、固定

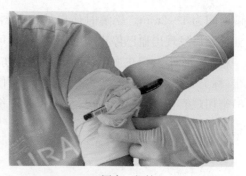
(f) 固定、打结

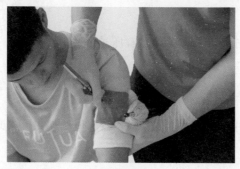
(g) 做标记

图 5-15　布带止血带止血(续)

4)充气止血带　将充气止血带绑在伤口近心端并充气,充气至动脉出血停止即可(图 5-16)。一般止血压强为上肢 250～300mmHg,下肢 400～500mmHg。有时亦可使用血压计袖带进行充气止血。

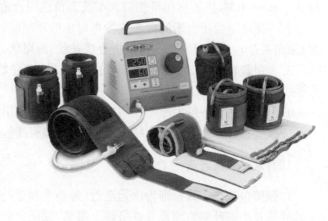

图 5-16　充气止血带

(3)注意事项　止血带一般在紧急情况下使用,若使用不当会造成严重的出血或肢体缺血性坏死。使用时须做到以下几点:

1)部位　要准确。结扎止血带的部位应在伤口的近心端。上肢宜在上臂上 1/3 处,避免扎在中 1/3 以下,防止损伤桡神经;下肢上止血带时宜在大腿的中上部;前臂和小腿因有两骨,且动脉常走行于两骨之间,止血带止血效果差。

2)衬垫　橡皮止血带不能直接扎在皮肤上,在止血带与皮肤之间必须加敷料或衣物作为衬垫以保护局部软组织避免受损。如有带塑料槽板的橡皮止血带,效果更佳。

3)压力　要适当,以出血停止,远端动脉搏动消失为度。充气止血带则可检测到具体的加压压力。

4)标记　上止血带患者身上应有明显标记,可在患者胸前别上红色布条,以便优先处理和运送。在伤口处应同时记上使用止血带时间及部位。

5)松解止血带时间　上止血带总时间一般不宜超过 2h,每 40～50min 松止血带 1 次,每次松解时间为 1～2min。松解时伤口处用敷料加压或用指压止血,松解时要缓慢,以防大出血。如松解后发现出血已停止或明显减轻,则可改用加压包扎止血法;如需重新上止血带,宜在另一稍高平面上。松止血带的时间记录在伤口处的标记上。在现场紧急状况下可用绷带、宽布带(称为无弹性止血带)等替代,注意不可使用绳索、金属丝、包装带等物品。

6)密切观察伤情及患肢情况,注意保暖。伤肢远端明显缺血或有严重挤压伤时禁用此种方法。

二、包扎

5-6 视频
填塞止血和
布带绞紧止
血法

5-7 视频
弹性止血带
止血法

(一)目的

固定敷料,防止伤口进一步损伤和污染,压迫止血,减轻疼痛,有利于伤口早期愈合。

(二)适应证

除由于伤情需要而采用暴露疗法以外,体表各部位的伤口一般均需包扎。

(三)包扎材料

1.卷轴绷带　为较常用的包扎用物,急救时使用的多为软质纱布绷带,长度一般为 6m,宽度 3～10cm 不等,应根据伤员伤口大小及部位选用合适的绷带。

2.三角巾　为正方形的白布或纱布对角剪开制成,顶角(90°)处可有用于打结固定的细布带(顶角系带),使用时可将三角巾折叠成条状、燕尾状。

3.无菌敷料　伤口上必须覆盖无菌敷料。在紧急状况下,如无绷带和纱布,可用洁净的毛巾、衣服、被单等代替。

4.创口贴　有各种大小不同规格,弹力创口贴适用于关节部位损伤。

5.某些特殊部位可用多头绷带或丁字带,如腹部包扎可用腹带等。

(四)常用包扎方法

1.绷带包扎法　其原则为由远至近(远心端到近心端)、由里到外(上肢外侧在大拇指侧,下肢外侧在小脚趾侧);绷带卷在身体上滚动,保证力度一致;包扎不得过紧或过松,要达到止血目的,随时观察血液循环和肢端感觉、运动功能。

(1)环形包扎法　是最基本、最常用的绷带包扎方法,用于肢体粗细较均匀处伤口的包扎(如颈、腕、胸、腹等部位),以及不同绷带包扎法的开始与结束时。

操作步骤:伤口用无菌或干净敷料覆盖,固定敷料。将绷带作环形重叠缠绕,加压环形缠绕 4～5 层,下一圈完全遮盖前一圈绷带(图 5-17)。为使固定牢固,在放置绷带的始端时略斜,将斜角翻折并压在第二、三圈之间,绷带尾端用胶布固定或将绷带尾中间剪开,打结固定。

(2)螺旋包扎法　用于肢体粗细基本相同的部位,如躯干、大腿、上臂、手指等。

操作步骤:伤口用无菌或干净敷料覆盖,固定敷料。先以环形包扎法缠绕伤肢 2 圈,然后稍微倾斜螺旋向上缠绕,每圈绷带遮盖上一圈的 1/3～1/2(图 5-18),将绷带再次环绕 2 圈后固定。

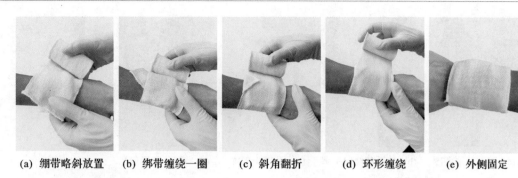

(a) 绷带略斜放置　(b) 绑带缠绕一圈　(c) 斜角翻折　(d) 环形缠绕　(e) 外侧固定

图 5-17　环形包扎法

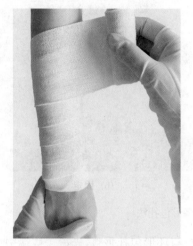

(a) 螺旋向上缠绕

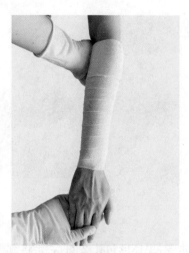

(b) 固定

图 5-18　螺旋包扎法

（3）螺旋反折包扎法　用于包扎上下周径大小不等的肢体部位，如前臂、小腿等。

操作步骤：基本方法同螺旋包扎法，但每绕一周均把绷带以一定角度向下反折。反折时，以左手拇指按住绷带上面的正中处，右手将绷带向下反折，向后拉紧。为确保美观和可靠固定，反折部位宜在相同方向，使之成一直线（图 5-19）。注意：不要在伤口上或骨隆突处进行反折。

（4）"8"字形包扎法　应用范围较广，主要用于关节部位的包扎，如手足或屈曲的关节（如肩、肘、膝等）以及上下周径大小不等的肢体部位。

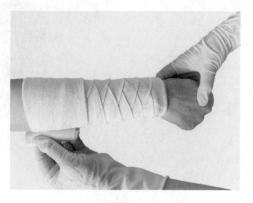

图 5-19　螺旋反折包扎法

操作步骤：伤口用无菌或干净敷料覆盖，固定敷料。先以环形缠绕伤肢 2 圈，然后将绷带由下而上，再由上而下，以伤处或关节为中心，重复做"8"字形来回旋转缠绕，每圈绷带遮盖上一圈的 1/3~1/2（图 5-20，图 5-21），再将绷带环绕 2 圈后固定。

（5）回返包扎法　多用于包扎没有顶端的部位，如头部、指端或截肢残端。如头部外伤时用绷带进行的帽式包扎就是此法。

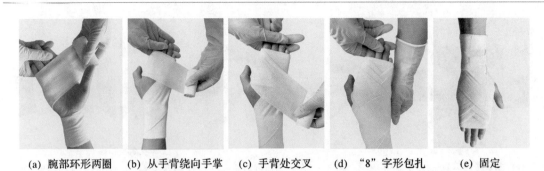

(a) 腕部环形两圈　(b) 从手背绕向手掌　(c) 手背处交叉　(d) "8"字形包扎　(e) 固定

图 5-20　腕关节"8"字形包扎法

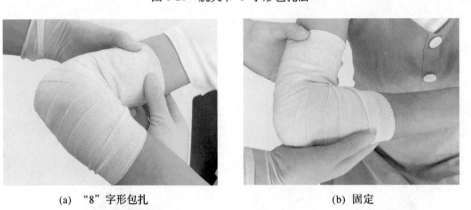

(a) "8"字形包扎　　　　　　　　　　　(b) 固定

图 5-21　肘关节"8"字形包扎法

操作步骤：先环形包扎 2 圈，右手将绷带向上反折与环形包扎垂直，先覆盖残端中央，再交替覆盖左右两边，左手固定住反折部分，每周覆盖上周 1/3～1/2，最后以环形包扎固定（图5-22）。

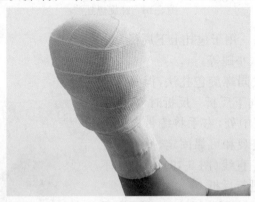

图 5-22　回返包扎法

2.三角巾包扎法　三角巾的制作简单，用法容易掌握，可用于各部位损伤的包扎。应用时可根据受伤部位的情况对三角巾形状做出多种调整，如折成条带、燕尾巾等。

（1）头顶帽式包扎法　将三角巾的底边向上翻折约 2～3cm，正中置于前额，与眉平齐，顶角经头顶拉向枕部，两底角经两耳上方，拉向枕后紧压顶角并交叉，然后两个底角由枕后绕回前额打结固定（图 5-23）。顶角拉紧，折叠后塞入两底角所形成的折边中。注意：此法主要适用于头顶部受伤时的包扎，不能用于后枕部受伤的患者。

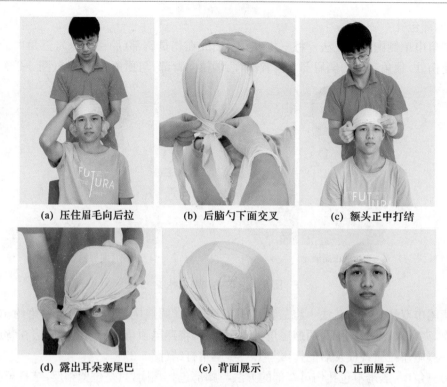

(a) 压住眉毛向后拉　　(b) 后脑勺下面交叉　　(c) 额头正中打结

(d) 露出耳朵塞尾巴　　(e) 背面展示　　(f) 正面展示

图 5-23　头顶帽式包扎法

（2）肩部包扎

1）燕尾巾单肩包扎法　将三角巾折成燕尾状，燕尾夹角约 90°，夹角朝上置于伤肩处，注意向后的一角压住并稍大于向前的角，燕尾的底边包绕上臂上部并打结，两燕尾角则分别经胸、背拉紧到对侧腋前或腋后线处打结（图5-24）。

2）燕尾巾双肩包扎法　折三角巾时注意使两燕尾角等大，中夹角（约 100°）朝上对准颈后正中部，两燕尾披在双肩上，由前向后包肩于腋前或腋后，与燕尾底打结（图 5-25）。

5-8 思维导图
绷带包扎

5-9 视频
绷带包扎

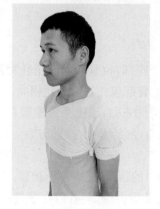

图 5-24　单肩包扎

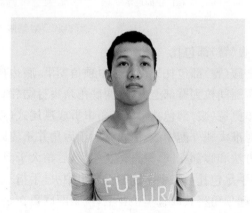

图 5-25　双肩包扎

（3）胸部包扎

1）三角巾单侧胸部包扎法　将三角巾底边横放在伤员胸部（肋弓下缘），三角巾的中部盖在胸部受伤处，顶角越过伤侧肩部垂向背部，两端拉向背部，与顶角一起打结（图 5-26）。

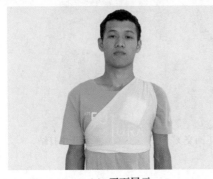 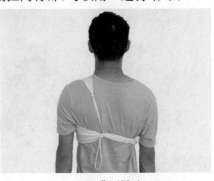

(a) 正面展示　　　　　　　　　　　　　　　(b) 背面展示

图 5-26　单侧胸部包扎

2）燕尾巾双侧胸部包扎法　将三角巾折成燕尾状（两燕尾角相等，燕尾夹角约 100°），放置于胸前，夹角对准胸骨上凹，两燕尾角过肩于背后，将燕尾顶角系带围胸与底边在背后打结，然后将一燕尾角拉紧绕横带后上提再与另一燕尾角打结（图 5-27）。

应用三角巾、燕尾巾包扎伤员背部的方法与胸部包扎相同，只是位置相反，结打于胸部。

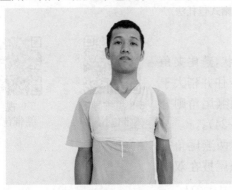 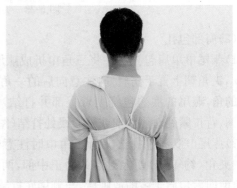

(a) 正面展示　　　　　　　　　　　　　　　(b) 背面展示

图 5-27　双侧胸部包扎

（4）腹（臀）部包扎

1）全腹（臀）部包扎　将三角巾顶角朝下，底边横放置于腹部，拉紧两侧底角在腰部打结，顶角由两腿间拉到臀部上方，与两底角余头打结（图 5-28）。臀部包扎方法与此相同。

2）单侧臀（腹）部包扎　将三角巾折成燕尾式（燕尾夹角约 60°），底边系带围腰打结，燕尾中夹角对准大腿外侧中线，前角略大于后角并压住后角，前角经会阴向后拉紧与后角打结。臀部包扎方法和腹部相同，只是位置相反，后角大于前角。

（5）手足包扎　将手平放于三角巾中央，手指对着三角巾的顶角，底边位于腕部，指缝间插敷料，提起顶角将其放置于手背上，拉紧两底角在手背部交叉后再绕回腕部，在掌侧或背侧打结固定（图 5-29）。足部包扎方法与手部相同。

（6）膝（肘）关节包扎法　根据伤口情况将三角巾折叠成适当的宽条带后，将其中部放在膝盖上，两端拉至膝后交叉，再由后向前绕至膝外侧打结（图 5-30）。

(五)包扎注意事项

1.包扎伤口时,一般须先简单清创并盖上消毒纱布,然后再用绷带、三角巾等。操作时应避免加重疼痛或导致伤口出血及污染。包扎时尽可能戴上医用手套。

2.包扎松紧要适宜,在皮肤皱褶处,如腋下、肘窝、腹股沟等,需用棉垫、纱布等作为衬垫,骨隆突处也应使用棉垫加以保护。对于受伤的肢体应予适当的扶托物加以抬高。包扎时必须保持肢体功能位置,如肘关节包扎时应保持屈肘90°。

3.包扎时注意绷带缠绕的方向为自下而上、由左向右,自远心端向近心端包扎,有助于静脉血液回流。绷带及三角巾的结应打在肢体的外侧面,注意不要打在伤口上、骨隆突处或易于受压的部位。露出远端肢体末梢以便观察血运情况。

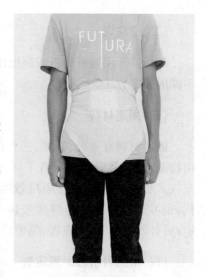

图 5-28　腹部包扎

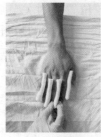 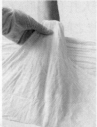 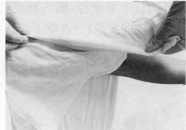 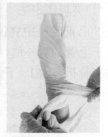

(a) 手指间加垫　　(b) 顶角放置在手背　　(c) 拉紧两衣角　　(d) 交叉打结

图 5-29　三角巾手部包扎

5-10 思维导图
三角巾包扎

5-11 视频
三角巾包扎

4.紧急状况或绷带已被伤口分泌物浸透干涸时,可用剪刀剪开以迅速解除绷带。

5.不要在伤口上用消毒剂或药物;骨折断端及身体外露的内容物不能回纳。

6.异物慎重处理:不要轻易拔除,必要时可剪短以固定。

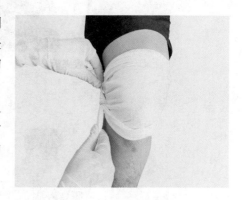

图 5-30　三角巾膝部包扎

三、固定

(一)目的

限制伤肢受伤处活动,以减轻疼痛,同时防止因骨折断端的移位而导致血管、神经以及重要脏器的进一步损伤;固定也有利于防治休克,便于伤员的搬运。

(二)适应证

现场诊断明确有骨折或高度怀疑有骨折者,急救时均需临时固定。根据不同的骨折选用不同的固定方法。

(三)固定材料

固定材料有夹板、绷带、三角巾、敷料等。最理想的固定用物是夹板,根据制作材料不同有木质、金属夹板,可塑性、充气式塑料夹板等。现场抢救时亦可选用竹板、木棒等替代,也可直接将患肢与健侧肢体或躯干捆绑以进行临时固定;另备纱布或毛巾、衣物、绷带、三角巾等。

5-12 思维导图
固定技术

5-13 视频
骨折快速判
断和固定技
术

(四)常见骨折临时固定法

1. 上臂骨折固定法

(1)夹板固定法　安置伤员于端坐位,嘱伤员或旁人托住伤肢,伤肢位置为肘关节屈曲45°～90°,前臂呈中立位(掌心朝向胸前)。在躯干与伤肢之间加软垫,取长、短夹板两块,长夹板放于上臂的后外侧,短夹板置于前内侧(如只有一块夹板,则放在上臂后外侧),用绷带或三角巾在骨折部位上、下两端扎牢固定,用小悬臂带将前臂固定于功能位(图 5-31)。

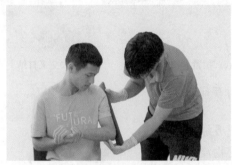

(a) 放置夹板

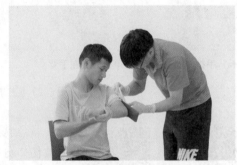

(b) 固定骨折上端

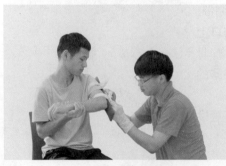

(c) 固定骨折下端

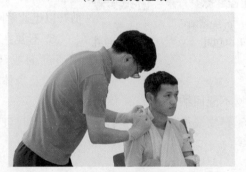

(d) 用小悬臂带固定

图 5-31　上臂骨折夹板固定法

(2)躯干固定法　无夹板时,可将三角巾折成约 10～15cm 宽的带子,通过上臂骨折上、下端,绕过胸廓在对侧打结固定,屈肘 45°～90°,再用小悬臂带将前臂悬吊胸前。固定时,要达到肘关节屈曲成角,肩关节不能移动的效果。

2.前臂骨折固定法

（1）夹板固定法　安置伤员于端坐位，协助屈肘 45°～90°，手心朝向躯干（2 块夹板）或夹板（1 块夹板），加垫。然后用三角巾或绷带，在骨折的上、下两端扎牢固定，保持屈肘位，用大悬臂带悬吊于胸前（图 5-32）。

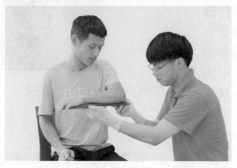

(a) 放置夹板

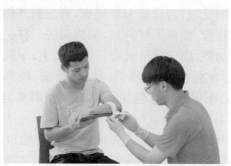

(b) 固定骨折上端

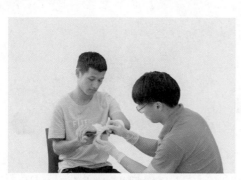

(c) 固定骨折下端

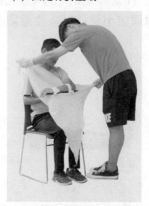

(d) 用大悬臂带固定

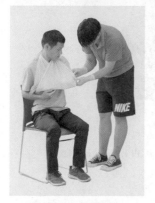

(e) 三角巾顶角打结

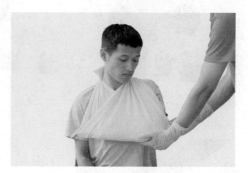

(f) 固定妥善

图 5-32　前臂骨折夹板固定法

（2）衣襟、躯干、三角巾固定法　利用伤员身穿的上衣固定。将伤臂屈曲贴于胸前，把手放在第三、四纽扣间的前衣襟内，再将伤侧衣襟向外翻，反折上提，托起前臂衣襟角系带，拉到健肢肩上，绕到伤肢肩前与上衣的衣襟打结。无带时可在衣襟角剪一小孔，挂在第一、二纽扣上，再用腰带或三角巾经肘关节上方绕胸部一周打结固定。也可直接用三角巾作大悬臂带直接悬吊于胸前，并用制约带将伤肢固定于躯干（图 5-33）。

3. 大腿骨折固定法

（1）夹板固定法　将伤员安置于仰卧位，伤腿伸直，脱去伤肢的鞋袜。用两块夹板分别放于大腿内、外侧。外侧夹板长度为腋窝到足跟，内侧夹板长度为腹股沟到足跟（若只有一块夹板，则放到外侧），将健肢靠向伤肢，使两下肢并列，两脚对齐。在关节及空隙部位加垫，用三角巾或布带将骨折上、下两端先固定，然后分别在腋下、腰部、髋部、小腿、踝部扎牢固定，踝关节用"8"字形包扎固定，最后使脚掌与小腿呈垂直状态（图5-34）。

（2）健肢固定法　无夹板时，可用三角巾、腰带、布带等把两下肢固定在一起，两膝和两踝之间要垫上软性物品。注意固定的顺序，首先固定骨折上、下两端，再依次固定小腿、踝部，注意踝部用"8"字形固定（图5-35）。

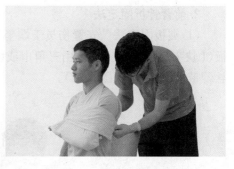

图 5-33　三角巾简易固定

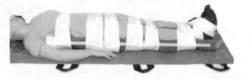

图 5-34　大腿骨折夹板固定法

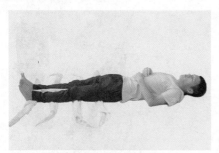

(a) 放置软垫及三角巾横带

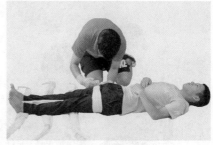

(b) 固定大腿上端

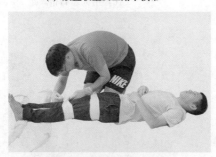

(c) 固定大腿下端

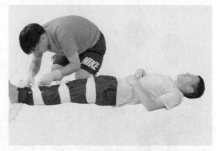

(d) 由上到下依次固定

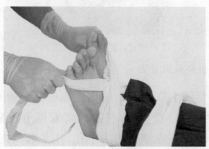

(e) 足部 "8" 字形固定

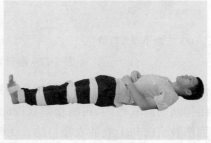

(f) 固定妥善

图 5-35　大腿骨折健肢固定法

4. 小腿骨折固定法

（1）夹板固定法 用两块由大腿中段到脚跟长的木板加垫后，分别放在小腿的内侧（伤侧大腿根内侧到内踝）和外侧（伤侧髋关节到外踝），若只有一块木板，则放在伤肢外侧，于关节处垫软物，用三角巾或布带分段扎牢固定，首先固定小腿骨折的上、下两端，然后依次固定髋部、大腿，注意踝部用"8"字形固定。

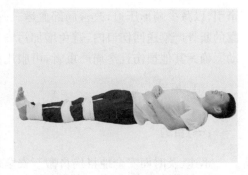

图 5-36 小腿骨折健肢固定法

（2）健肢固定法 同大腿骨折固定法，但固定顺序不同（图 5-36），首先固定小腿骨折的上、下两端，然后依次固定大腿，注意踝部用"8"字形固定。

5. 脊柱骨折固定法 脊柱骨折后，不能轻易移动伤员，以免压迫脊髓造成瘫痪。

（1）颈椎骨折 脊柱常因直接暴力或间接暴力引起损伤，造成骨折或脱位，若损伤脊髓及马尾神经，常产生截瘫和大小便失禁，还可继发其他并发症，危及伤员的生命。脊柱损伤以颈椎，第 11、12 胸椎和第 1、2 腰椎最多见。交通事故、地震、房屋倒塌、建筑工地中各种意外都可以造成脊柱

5-14 视频
上肢骨折固定

5-15 视频
骨盆与下肢骨折固定

损伤。对此类伤员严禁随意移动、抱扶、试行走，以免压迫脊髓造成瘫痪，应就地等待专业医护人员救护。疑似颈椎骨折常用几种固定头颈部的方法，如头锁、头肩锁、双肩锁、头胸锁等（具体方法见"四、搬运"）。

（2）胸、腰椎骨折 疑有胸、腰椎骨折时，禁止使伤员坐起或站立，以免加重损伤。伤员仰卧，迅速启动 EMSS。一个救护员双手分别扶住伤员肩和髋部，将其置于侧卧位。另一救护员检查伤员胸、腰椎，询问伤员有无局部疼痛，腰背部肌肉痉挛；检查损伤部位有无局部肿胀和后突畸形，胸、腰椎棘突有无明显压痛。初步确定骨折部位。固定方法同颈椎骨折固定。若无颈椎骨折，可不必上颈托。

（五）操作注意事项

1. 处理原则 本着先救命、后治伤的原则，呼吸、心跳停止者立即进行心肺复苏。有大出血时，应先止血，再包扎，最后再固定骨折部位。休克者，应先行抗休克处理。

5-16 视频
脊柱骨折固定

2. 选用合适的夹板 根据骨折的肢体选择适当的夹板，长度必须超过骨折的上、下两个关节。

3. 恰当的固定 骨折部位的上、下两端及上、下两关节均需固定；夹板与皮肤不可直接接触，在夹板与皮肤之间，以及伤肢与健肢之间应垫棉花或其他布类物品，特别注意骨突部位、悬空部位和夹板两端应加厚衬垫，防止受压或固定不妥。绷带和三角巾不要直接绑在骨折处。

4. 固定松紧要适度 固定过紧会影响血液循环。在进行肢体骨折固定时，必须露出指（趾）端，以便随时观察末梢血液循环，固定后若发现指（趾）端苍白、发冷、麻木、疼痛、肿胀等，提示血液循环不良，需松开重新固定。

5. 其他 有严重骨折成角畸形或骨折端移位于皮下可能穿破皮肤时，可顺肢体长轴手法

牵引,以减少畸形压迫,改善局部血运。开放性骨折,禁用水冲,不涂药物,保持伤口清洁。外露的断骨严禁送回伤口内,避免增加污染和刺伤血管、神经。骨折固定过程应避免不必要的搬动。确无其他损伤且疼痛严重者,可服用止痛剂和镇静剂。固定后迅速送往医院。

四、搬运

(一)目的

迅速、及时而安全地将伤员搬至安全地带,尽快使患者获得专业治疗,防止损伤加重,最大限度挽救生命、减轻伤残。

(二)搬运要求

1. 伤员应先做初步处理,如有外伤应先止血、包扎固定后再进行搬运。
2. 搬运须在人员、器材准备妥当后进行。
3. 搬运过程中应密切观察伤员的脸色、呼吸、脉搏、神志等,搬运过程中注意保暖。
4. 在某些特殊的事故现场,应根据情况调整搬运患者的方法,如火灾现场浓烟弥漫时,应在离地 30cm 内匍匐前进,防止伤员吸入浓烟。

(三)搬运方法

现场搬运可采用徒手搬运,也可临时制作简单搬运工具或利用专用搬运工具。

5-17 思维导图
搬运方法

5-18 视频
创伤救护之
搬运

1. 单人徒手搬运

(1)拖行法 在现场环境危险,需尽快将伤员转移至安全区域时使用。救护员位于伤员的背后或头侧,将伤员的双手横放于胸前,救护员的双臂置于伤员腋下,双手紧抓伤员手臂,缓慢拖行(图 5-37);也可在伤员的身下铺上毛毯、外套等物或将伤员外套反折进行转运(图 5-38)。

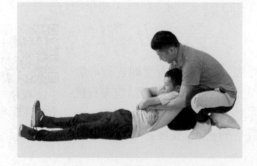
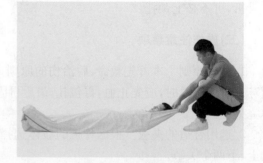

图 5-37　腋下拖行法　　　　　　　　图 5-38　毛毯拖行法

(2)扶行法 适用于能够站立行走、病情较轻的伤员。救护员站在伤员健侧,伤员手臂揽住其头颈,救护员用一手牵住伤员的手腕,另一手扶持他的腰部,使身体略紧挨救护员,扶持行走(图 5-39)。

(3)抱持法 适用于身轻个子小的伤员。救护员站于病员一侧,双手分别托其背部、大腿,将其抱起。若伤员神志清楚,可用双手抱住救护员的颈部。

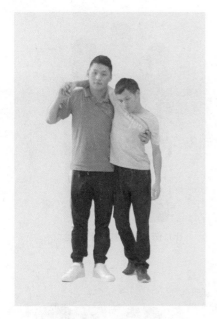

图 5-39 扶行法

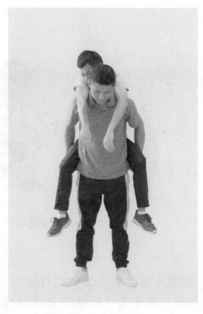

图 5-40 背负法

(4)背负法或肩负法 救护员站在伤员前面,微弯背部,将伤员背起(图 5-40)。救护员亦可将伤员拉起后将其背负在肩上,并以双手拉住伤员的同侧手臂、下肢防止伤员滑落。胸、腹部创伤伤员不宜采用此法。

(5)爬行法 适用于狭小空间及火灾、烟雾现场的伤员搬运。将伤员的双手用布带捆绑于胸前,救护员骑跨于伤员身体两侧,将伤员的双手套于救护员颈部,使伤员的头、颈、肩部离开地面,救护员双手着地或一手臂保护伤员头颈部,一手着地拖带爬行前进(图 5-41)。

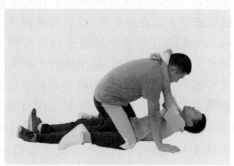

图 5-41 爬行法

2.双人徒手搬运

(1)杠桥式 两名救护员面对面站于伤员的身后,呈半蹲位,各自用右手紧握左手腕关节处,左手紧握对方右手腕关节处,组成杠桥(图 5-42),伤员将双臂分别置于救护员颈后,坐在杠桥上,救护员慢慢站起,将伤员抬走。

(2)椅托式 1号救护员以右膝跪地,2号救护员以左膝跪地,各以一手伸入伤员大腿之下并互相紧握,另一手交替支持伤员背部。

(3)拉车式(前后扶持法) 两位救护员分别站在伤员的头部和足部,站在伤员头部的救护员将双手插至伤员腋前,将伤员环抱在怀内,站在伤员足部的另一位救护员蹲在伤员两腿中间,两人步调一致慢慢抬起伤员前行(图 5-43)。

3.三至四人徒手搬运法 适用于重伤员或脊柱骨折的患者。

(1)三人徒手搬运法 三人单膝跪在伤员一侧,分别在肩部、腰部和踝部将双手伸到伤员对侧,手掌向上抓住伤员。由中间的伤员指挥,三人动作协调,保持脊柱为一轴线平稳抬起,放于救护员大腿上,救护员协调一致将伤员抬起。如将伤员放下,可按相反的顺序进行。

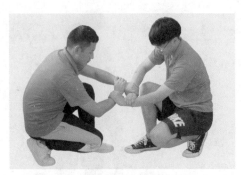

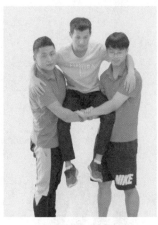

(a) 两人相互握紧腕关节　　　　　　　(b) 伤员坐在杠桥上搬运

图 5-42　杠桥式

　　(2)四人徒手搬运法　尤其适用于疑似颈椎骨折的伤员。首先确认环境安全,救护员做好自我防护,嘱伤员不能活动头及颈部,听从救护员指挥。伤员仰卧,迅速启动 EMSS。检查伤员:询问有无头、颈疼痛,活动受限;观察颈部皮下有无淤血、原本悬空的颈部是否塌在地面上;检查颈椎棘突,有无明显压痛。①头锁:1 号救护员跪于伤员头侧,双手十指分开放于伤员头部两侧,拇指横放于额头,牢牢固定伤员头部,2 号救护员为伤员上颈托。②头胸锁:2 号救护员跪于伤员一侧,一手固定伤员额头,另一手固

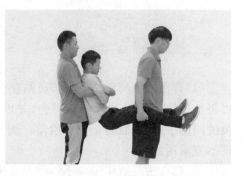

图 5-43　拉车式

定其上颌,固定上颌部手的前臂与伤员胸骨重合。此法在倒锁时应用,如头锁改为头肩锁或头肩锁改为双肩锁等。③头肩锁:1 号救护员跪于伤员头侧,一手固定其头部,另一手固定其肩部,用救护员的手及前臂固定伤员的头肩部。此法适用于侧翻伤员。注意,救护员要将肘关节放于自己的膝上,防止伤员翻转,并使其头部下垂。④2、3、4 号救护员分别在肩部、腰部和踝部将双手伸到伤员对侧,手掌向上抓住伤员。⑤由伤员头部的救护员指挥,四人协调动作,同时用力,保持伤员的脊柱为一轴线,平稳抬起并放置在担架上。如短距离搬运,则将伤员抱至胸部,保持脊柱为一轴线,然后协调前行(图5-44)。

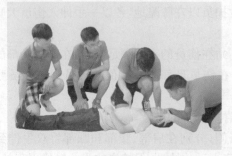

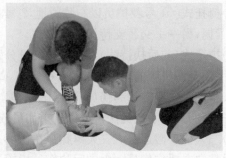

(a) 头部中立位　　　　　　　　　　(b) 测颈宽

图 5-44　四人徒手搬运

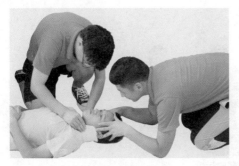

(c) 插入后片颈托

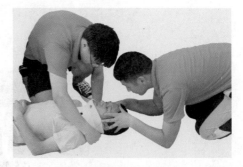

(d) 放前片颈托并固定

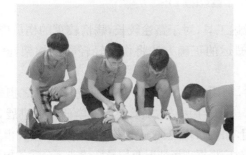

(e) 固定患者双手

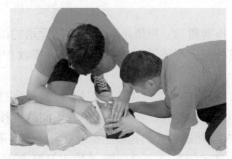

(f) 头胸锁

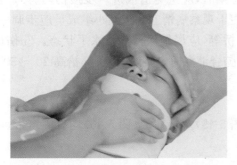

(g) 头肩锁

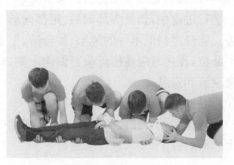

(h) 双手平伸至身体下方

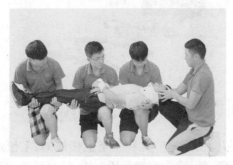

(i) 至膝盖停顿

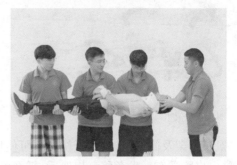

(j) 保持水平站起

图 5-44　四人徒手搬运(续 1)

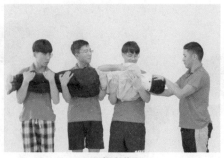

(k) 侧翻搬运

图 5-44　四人徒手搬运(续 2)

4.担架搬运　担架是现场救护最常用的搬运工具,对于路途较长,病情较重的伤员应选用此法进行搬运与转送。2～4 名救护员按救护搬运的正确方法将伤员轻轻移上担架,并做好固定。

(1)担架的种类　①临时担架:可就地取材,利用竹竿、木棒等物品捆成长方形之担架状,然后用绳索、被单、衣物等缠绕形成中间的支撑。②专用担架:随着急救医学研究的进展,各种使用方便、功能各异的担架已纷纷投入临床使用,如帆布担架、板式担架、铲式担架、篮式担架、楼梯担架、四轮担架、可折叠担架、真空担架等,搬运时应根据现场情况及伤员伤情选用合适的担架。

(2)担架搬运要点　①将伤员移上及移下担架时,应避免造成进一步损伤,尤其是脊柱损伤者。②行进途中,伤员头部向后,足部向前,便于观察病情。③担架小组成员应步调一致,平稳前进。④经过高低不等的地形,如台阶、上下桥等,应尽量保持伤员水平状态。⑤伤员一般采取平卧位,昏迷时应使伤员头部偏向一侧,有脑脊液漏时,应使伤员头部抬高 20°～30°,防止脑脊液逆流和窒息。

(3)几种专用担架的搬运方法

1)铲式担架及脊柱板的搬运　铲式担架(图 5-45)及脊柱板(图 5-46)均有固定带,可将伤员固定。前后各 1～2 人进行搬运。

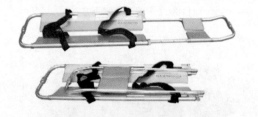

图 5-45　铲式担架

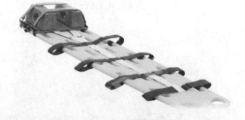

图 5-46　脊柱板

2)帆布担架及简易担架(骨折伤员不可使用)　使用前应先在担架上垫被褥、毛毯或其他织物,防止皮肤受伤。患者移上担架后,需在颈、腰、膝、踝等空虚处用衣物、衬垫等垫起。

3)毛毯担架法　在伤员无骨折但伤势严重、通道狭窄的情况下使用。将毛毯卷至半幅平放于地上,卷边靠近伤员,4 位救护员跪在伤员的另一侧,合力将伤员身体向救护员侧侧翻,并将毛毯卷起部分紧贴伤员背部,然后让伤员向后翻过毛毯卷起部分并处于仰卧位,4 位救护员分别站在伤员的两侧,将两边的毛毯紧紧卷向伤员,紧贴其身体两侧,分别抓住卷毯平头、腰、髋、膝处,同时用力抬起伤员。必要时亦可使用床单。

5.伤员的紧急移动

（1）从驾驶室搬出　一位救护员双手掌置于伤员头部两侧，轴向牵引颈部。如有颈托以戴上为宜。第二位救护员双手轴向牵引伤员双踝使双下肢处于伸直状态，第三、四位救护员则双手托住伤员的肩背部、腰臀部，保持脊柱中立位，平稳地将伤员搬出。

（2）从倒塌物下搬出　首先迅速地清除伤员身上的沙土、砖块等倒塌物，检查伤员口鼻腔中有无异物，如有立即予以清除以保持呼吸道通畅；一位救护员双手紧抱伤员头部两侧并沿身体纵轴方向牵引颈部，有条件者戴上颈托，第二位救护员双手轴向牵引伤员双踝使双下肢处于伸直状态，第三、四位救护员则双手托住伤员的肩背部、腰臀部，保持脊柱中立位，平稳地将伤员移出。

（3）从狭窄坑道将伤员搬出　一位救护员双手掌置于伤员头部两侧，轴向牵引颈部。如有颈托以戴上为宜。第二位救护员双手轴向牵引伤员双踝使双下肢处于伸直状态，第三、四位救护员则双手托住伤员的肩背部、腰臀部，将伤员托出坑道，交予坑道外的救护员。

（4）脊柱骨折搬运法　正确搬运是脊柱损伤，尤其是颈椎损伤患者抢救成功的首要环节。其急救原则是避免加重脊柱、脊髓损伤，保护呼吸功能。搬运时，应严防颈部和躯干前屈或扭转，保持脊柱伸直成一直线，并且必须使用硬质担架、铲式担架等。具体方法为：①1号救护员先采取头锁保持伤员头部中立位。②2号救护员为伤员上颈托，然后采取头胸锁。③1号救护员改为头肩锁，2号和3号两位救护员位于伤员身体对侧，三人同时用力将伤员侧翻。④2号救护员检查脊柱情况，4号救护员将脊柱板放置在伤员下方。⑤4人协调用力将伤员平放至脊柱板上。⑥2号救护员采取头胸锁，1号救护员改为双肩锁（救护员跪于伤员头侧，双手前臂固定其头肩部）。此法适用于将伤员整体平移至脊柱板中央。⑦2号和3号救护员用肩或手腕部的力量同时将伤员推至脊柱板中央并调整位置。⑧用头部固定器或布带固定头部，6～8条固定带依次将伤员固定在脊柱板上，4人抬起脊柱板进行搬运。疑似脊柱骨折担架搬运法如图5-47所示。

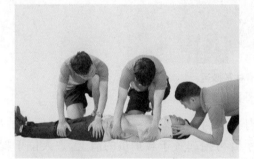

(a) 1号头肩锁，2、3号双手放置在对侧

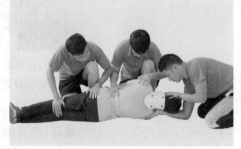

(b) 同时用力将伤员侧翻

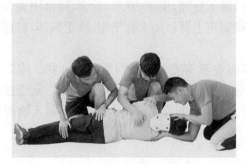

(c) 检查脊柱情况

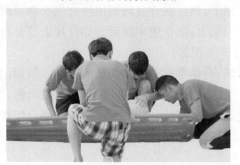

(d) 放置脊柱板

图5-47　疑似脊柱骨折担架搬运法

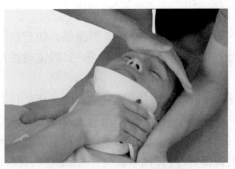

(e) 头胸锁固定后改为双肩锁固定头部

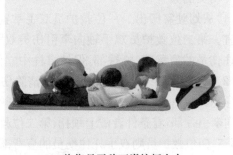

(f) 将伤员平移至脊柱板中央

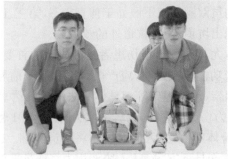

(g) 4人单膝跪地

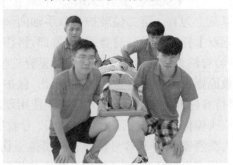

(h) 抬起脊柱板至膝盖

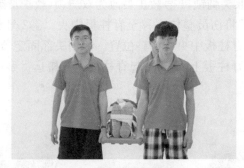

(i) 抬起脊柱板搬运

图 5-47　疑似脊柱骨折担架搬运法（续）

（5）骨盆骨折搬运　搬运骨盆骨折或疑似骨折者时一般采用三人搬运法。三位救护员在伤员的同一侧。一人位于伤员的胸部，伤员的手臂可抬起置于救护员的肩上，一人位于腿部，另一人专门保护骨盆，三人均单膝跪地，双手掌平伸到伤员的对侧，同时用力抬起伤员，放于硬质担架上，然后在骨盆两侧用沙袋或衣物等固定，膝下垫高，头部、双肩、骨盆、膝部用宽布带固定于担架上，防止途中颠簸。如合并上肢骨折，则固定上臂后用衣物垫起，放于胸部，肘部弯曲90°置于胸腹部。

（6）身体带有刺入物伤员的搬运　须切记不可在没有充分准备前拔出刺入物。应先包扎好伤口，将绷带卷或毛巾卷放于刺入物两侧，然后用绷带或三角巾将其固定牢固。运送过程中应避免震动、挤压、碰撞；刺入物外露部分较长时，应专人负责保护刺入物，防止刺入物脱出或深入，导致大出血或进一步脏器损伤。

(四)现场搬运的注意事项

1.搬运一定要平稳,切忌生拉硬拽,以免损伤加重。

2.特别要保持脊柱中立位,防止脊髓损伤。

3.疑似脊柱骨折时禁忌一人抬肩、一人抱腿的错误搬运方法。

4.转运途中要密切观察伤员的呼吸、脉搏、意识、面色等变化,适时调整固定物或止血带的松紧度,防止受压皮肤缺血坏死。

5.应将伤员妥善固定在担架上,防止头颈部扭动、过度颠簸或其他意外的发生。如有颈托以戴上为宜。

5-19 视频
脊柱损伤的
搬运方法

五、特殊创伤处置

【案例导入】

一建筑工地,房屋突然倒塌,一人被利器损伤,导致左前臂全部离断,出血不止;一人出现呼吸困难,气泡从右胸部冒出;一人腹部受损,肠子外突。

问题:如果你是一名救护员,在现场如何实施抢救?

(一)伤口异物

若是表浅异物,如泥沙、碎玻璃等,可将其取出,再进行清创包扎。如较大异物(尖刀、钢筋、竹棍、木棍、玻璃等)扎入机体深部,应维持异物原位不动,不可在没有充分准备前拔除异物,以免引起血管、神经或内脏的再损伤或大出血。

1.环境安全,救护员做好自我防护。

2.伤员取坐位或卧位,立即呼叫急救中心。

3.在伤口周围施加压力以控制出血,并将绷带卷(或毛巾卷等)夹住异物两侧,然后用绷带或三角巾将其固定。可将敷料剪洞,套过异物,再做进一步的固定(图 5-48)。

4.将伤员置于适当体位,随时观察生命体征。

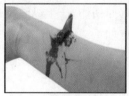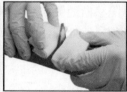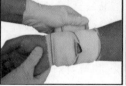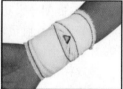

(a) 被异物刺伤　　(b) 夹住异物两侧　　(c) 固定　　(d) 剪洞套过异物

图 5-48　异物刺入的处理

(二)肢体离断伤

严重创伤,如车祸、机器碾轧伤、绞伤等可导致人的肢体(如手指、脚趾或四肢)部分或全部被切断。现代科技可进行断肢再植,但断肢的离断时间和伤口情况对再植能否成功至关重要,因此及时、正确处理非常关键。

1.伤员处理

(1)环境安全,救护员做好自我防护。

(2)伤员取坐位或平卧,立即呼叫急救中心。

(3)迅速用大块无菌敷料或干净毛巾、手帕覆盖伤口,加压包扎止血,抬高伤肢使之高于心脏水平。

(4)如加压包扎未能有效止血,可以使用止血带止血。

(5)若离断肢体尚有部分组织相连,则直接包扎,并按骨折固定法进行固定,采用大悬臂带悬吊伤肢,随时观察伤员生命体征。

2.离断肢体处理

(1)不可清洗离断肢体,不能将离断肢体直接放入水、消毒液等任何液体中,防止水分进入肢体,引起细胞肿胀,影响离断肢体再植的成活。

(2)将离断肢体用无菌或洁净敷料(如布料、手帕、毛巾等)包裹。

(3)将包裹好的断肢外套塑料袋或装入瓶中、杯中密封。

(4)将装有断肢的塑料袋、瓶或杯放置于放满碎冰的容器中,保存在2~3℃的环境中。禁止断肢直接与冰决接触,以防肢体冻伤或冰决融化后水分浸入离断肢体(图5-49)。

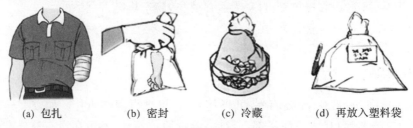

(a) 包扎   (b) 密封   (c) 冷藏   (d) 再放入塑料袋

图5-49 离断肢体的处理

(三)开放性气胸

开放性气胸一般由穿透性损伤引起。胸部破损处可见粉红色气泡冒出,伤口伴随呼吸有气流声发出。胸壁伤口使胸膜腔与外界相通,空气可以自由进入胸膜腔,伤侧胸膜腔负压消失,伤侧肺将被压缩,伤员出现呼吸困难。由于伤侧胸内压大于健侧,纵隔向健侧移位,使健侧肺扩张受损,健侧呼吸功能也会受损。吸气时纵隔移向健侧,呼气时移回伤侧,产生纵隔扑动,从而影响静脉回心血量,造成循环功能障碍。必须急速处理,处理要点如下:

1.环境安全,救护员做好自我防护。

2.观察伤员意识、呼吸、脉搏,保持呼吸道通畅。

3.无昏迷、休克伤员取半卧位或坐位,有利于横膈下移以减轻呼吸困难。

4.立即呼叫急救中心。

5.包扎伤口。对于开放性胸外伤,急救员可以使伤口保持原状,不用包扎。如需要包扎伤口,可采用以下方法:

(1)敷料覆盖与包扎(图5-50)

1)立即用厚的无菌或清洁不密封性敷料覆盖伤口,鼓励伤员用手压住伤口,直接压迫止血。

2)将三角巾折叠成宽带绕胸包扎于健侧背部打结。

3)用三角巾单侧胸或双侧胸包扎,必须注意包扎时不能密封伤口。

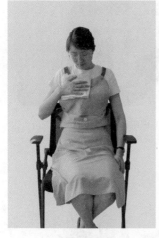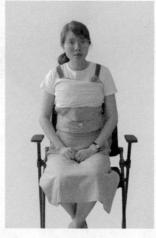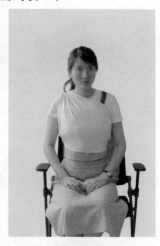

(a) 敷料覆盖伤口　　　　　(b) 宽带包扎　　　　　(c) 三角巾单侧胸包扎

图 5-50　开放性气胸敷料覆盖与包扎

(2)保鲜膜三边封固包扎

保鲜膜或塑料布(袋)覆盖创面,三面贴牢(最下面开放)。吸气时由于胸腔负压的作用,保鲜膜被吸附,避免空气进入胸膜腔内;呼气时气体可以从最下面开放的一面逸出来(图 5-51)。

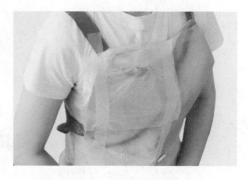

图 5-51　三边封固包扎

(四)腹部开放性损伤肠管溢出现场处理

腹部开放性损伤常会导致腹部内脏溢出。溢出的内脏禁止回纳,以防加重腹腔污染。处理搬运过程中避免肠管干燥导致局部坏死,避免肠管被挤压,避免肠管碰撞。处理要点如下:

1.环境安全,救护员做好自我防护。

2.无下肢骨折者,将伤员双腿屈曲,使腹肌放松,并防止内脏继续溢出。

3.先用保鲜膜或无菌生理盐水纱布覆盖溢出的脏器,防止肠管干燥。

4.盖上大敷料,用三角巾或代用品做环形圈环绕肠管。

5.用大小适当的碗(盆)扣在环形圈上方。

6.将三角巾折叠成宽带绕腹固定碗(盆)于健侧腹部打结。

7.三角巾全腹部包扎。

8.双膝间加衬垫,用三角巾固定双膝,下面垫以衣物、软枕等,保持伤员仰卧屈膝舒适体位(图 5-52)。

(五)骨盆骨折

车祸、高空坠落、塌方砸伤等可导致骨盆骨折。骨盆骨折常合并内脏损伤,因骨盆血运丰富,骨折后易发生大出血。

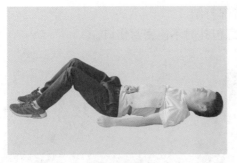
(a) 肠管溢出

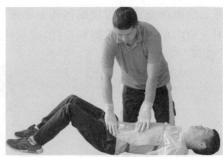
(b) 保鲜膜覆盖肠管

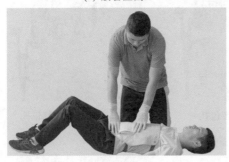
(c) 敷料覆盖

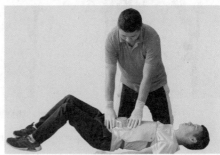
(d) 碗扣住环形圈

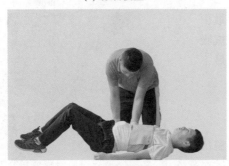
(e) 宽带固定

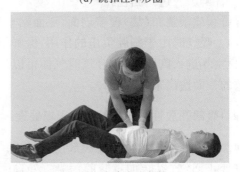
(f) 三角巾全腹包扎

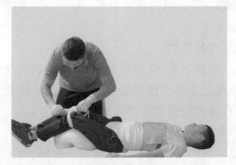
(g) 固定双膝

图 5-52　腹腔内脏溢出伤员处理

1.环境安全,救护员做好自我防护,迅速呼叫急救中心。

2.安置伤员为仰卧位,两膝下放置软垫,双下肢屈曲以减轻骨盆骨折疼痛。

3.膝间加衬垫,固定双膝。

4.三角巾或宽带从臀后向前绕骨盆捆扎,在下腹部打结固定(图 5-53),随时观察伤员生命体征。

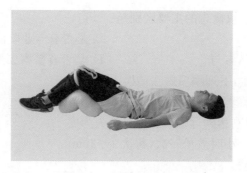

5-20 视频
开放伤的处
理

图 5-53　骨盆骨折固定

【能力检测】

(一)单项选择题

1.患者,男,17 岁,与人斗殴时被菜刀砍中腹股沟处,鲜血喷涌而出,如你在现场应（　　）
　　A. 加压止血　　　　　　　　　　　　B. 找带状物作止血带使用
　　C. 抬高患侧下肢　　　　　　　　　　D. 补液输血

2.创伤急救处理时,优先抢救的急症是　　　　　　　　　　　　　　　　（　　）
　　A. 大出血　　　　　　B. 休克　　　　　　C. 骨折　　　　　　D. 窒息

3.开放性气胸的急救方法是　　　　　　　　　　　　　　　　　　　　（　　）
　　A. 局部加压包扎　　　　　　　　　　B. 气管插管辅助呼吸
　　C. 厚敷料封闭伤口　　　　　　　　　D. 胸腔穿刺排气

4.张力性气胸的急救方法是　　　　　　　　　　　　　　　　　　　　（　　）
　　A. 局部加压包扎　　　　　　　　　　B. 气管插管辅助呼吸
　　C. 厚敷料封闭伤口　　　　　　　　　D. 立即胸腔穿刺排气

5.灾难急救中休克患者救护的首要环节是　　　　　　　　　　　　　　（　　）
　　A. 应用血管活性药物　　　　　　　　B. 应用纠酸药物
　　C. 消除病因,补充血容量　　　　　　D. 应用肾上腺皮质激素

6.按急救程序,对机械性损伤患者最先采用的措施是　　　　　　　　　（　　）
　　A. 重点检查　　　　　B. 包扎伤口　　　　C. 抢救生命　　　　D. 止血输血

7.急性血容量丢失后,液体复苏首选　　　　　　　　　　　　　　　　（　　）
　　A. 白蛋白　　　　　　B. 高渗氯化钠溶液　C. 全血　　　　　　D. 生理盐水

8.利器刺入体内急救的措施,下列哪项正确　　　　　　　　　　　　　（　　）
　　A. 立即拔除　　　　　B. 止血带止血　　　C. 加压包扎　　　　D. 固定利器,送医院

9.某患者有下列伤情,抢救时首先处理　　　　　　　　　　　　　　　（　　）
　　A. 休克　　　　　　　B. 脾破裂　　　　　C. 张力性气胸　　　D. 开放性腓骨骨折

10.成批急症患者的第一优先分类颜色是　　　　　　　　　　　　　　（　　）
　　A. 红色　　　　　　　B. 黄色　　　　　　C. 绿色　　　　　　D. 黑色

11.下列哪一项不属于院前急救需掌握的急救技术　　　　　　　　　　（　　）
　　A. 气管插管　　　　　B. 止血　　　　　　C. 包扎　　　　　　D. 固定

12. 广义和狭义院前急救概念的主要区别是 （　）

    A. 是否有公众参与   B. 是否有专业院前救护员参与

    C. 是否有医务人员参与   D. 是否有警察参加急救

13. 有关上止血带止血,下列哪项做法错误 （　）

    A. 部位要准确,上臂不可扎在上 1/3 处

    B. 松紧度适当,以刚达到远端动脉搏动消失为度

    C. 每隔半小时至 1 小时放松一次,每次 1~2min

    D. 要注意肢体保暖

14. 踝关节扭伤,考虑用绷带固定,应使用 （　）

    A. 环形包扎   B. 回返形式包扎   C. "8"字形包扎   D. 螺旋包扎

15. 车祸患者来急诊时,神志不清,咯血,口鼻内有泥沙夹血外溢,呼吸困难,烦躁不安。左胸部皮肤严重擦伤、肿胀,左大腿中下端肿胀、瘀斑。心率 100 次/min,血压120/95 mmHg。此时最需紧急处理的是 （　）

    A. 吸氧,减轻呼吸困难   B. 可能有气胸存在,立即拍胸片

    C. 清除口、鼻腔出血和异物   D. 可能有左下肢骨折,先用夹板临时固定

16. 背部刀伤患者,神志清晰,主诉口渴。面色苍白,脉搏 110 次/min,血压 90/70mmHg,表浅静脉塌陷,尿少。估计此患者的失血量占全身血容量的 （　）

    A. <10%   B. 10%   C. 20%~40%   D. 40%左右

17. 一创伤性休克患者需紧急扩容,应首选下述何种液体 （　）

    A. 低分子右旋糖酐   B. 血浆及全血

    C. 葡萄糖溶液   D. 平衡盐溶液

18. 创伤患者伤口出血的首选止血方法是 （　）

    A. 加压包扎止血   B. 指压止血   C. 屈肢加垫止血法   D. 止血带止血法

19. 充气止血带止血时的一般压强为 （　）

    A. 上肢 100~150mmHg,下肢 200~300mmHg

    B. 上肢 150~200mmHg,下肢 250~350mmHg

    C. 上肢 200~250mmHg,下肢 300~400mmHg

    D. 上肢 250~300mmHg,下肢 400~500mmHg

20. 下述哪个部位受伤一般不用填塞止血法 （　）

    A. 口腔   B. 腋窝   C. 肘窝   D. 鼻腔

(二)简答题

21. 简述应用止血带止血的注意事项。

22. 外伤止血的方法有哪几种?

23. 常用的包扎方法有哪些?

24. 简述包扎的注意事项。

25. 简述伤口固定的目的。

26. 列出脊柱骨折的固定方法。

27. 脊柱骨折搬运时需注意哪些?

(徐金梅　童开妙　费素定)

任务六　意外伤害的救护

学习目标

1. 能说出交通事故伤、中暑、触电、溺水、烧烫伤、冻伤、犬咬伤、毒蛇咬伤、蜂蜇伤、蚊虫咬伤的症状及现场救护原则。

2. 能对交通事故伤、中暑、触电、溺水、烧烫伤、冻伤、犬咬伤、毒蛇咬伤、蜂蜇伤、蚊虫咬伤进行现场救护；能进行触电、中暑、溺水的预防。

3. 具备遇到意外伤害事件沉着应对、冷静思考的能力。

除了疾病对人类健康与生命有着直接影响外，意外伤害对健康及生命的威胁已越来越严重。人们应该对各类伤害有一定的认识，尽量避免意外伤害的发生。一旦发生，则应将其危害降低到最低程度，这就是我们要掌握意外伤害救护知识的最终目的。交通事故伤、中暑、触电、溺水、烧烫伤、冻伤、犬咬伤、毒蛇咬伤、蜂蜇伤、蚊虫咬伤是我们生活中经常遇到的意外伤害。

一、交通事故伤

【案例导入】

某十字路口，一辆电瓶车与一辆小轿车相撞，电瓶车车主被撞倒，胸部有血气泡，前臂疼痛、不能活动，膝部有擦伤。

问题：现场应如何处理？

(一)概述

广义的交通事故包括公路、铁路、航空及水运交通所发生的意外事故；狭义的交通事故一般仅限于道路交通意外事故。道路交通事故又称为车祸，分为冲击型和碰撞型两类。前者是指机动车与行人、非机动车冲撞而造成的车辆损坏和

6-1 思维导图
交通事故

6-2 PPT
交通事故

人员伤亡；后者是指机动车之间的碰撞(图 6-1)或机动车发生翻车、坠落等造成车辆破坏和人员伤亡。随着各式各样交通工具的日益增多，交通事故对人类的生命财产安全构成了极大的威胁，已成为常见的人为灾害之一。"车祸猛于虎"是对交通事故的真实写照。群死群伤的特重大交通事故人员伤亡严重，需要政府、公安、医疗多部门联合处置和现代化大救援。

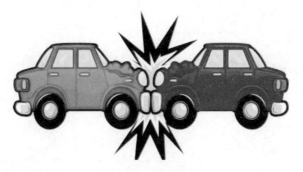

图 6-1　交通事故

公路交通事故中,伤员损伤的主要部位有头部,胸部,腹部的肝、脾,盆腔,四肢。其死亡的主要原因是颅脑外伤、严重的复合伤和碾压伤。

(二)应急救护原则

1.紧急呼救,立即拨打急救电话"120""122""110"。

2.评估环境是否安全,做好自我保护。

3.切勿立即移动伤员,除非处境十分危险,如事故车辆着火、有爆炸可能等。

4.呼叫的同时,关闭事故车辆引擎,打开危险报警闪光灯,拉紧手刹或用石块固定车辆,防止其滑动。摆放三角形警示牌(普通公路放在事故车辆来车方向 50m 外,高速公路放在150m 外)。

5.实行先救命、后治伤原则,争分夺秒,抢救危重伤员。查看伤员的伤情,大出血者立即止血包扎;四肢骨折者现场固定;脊柱损伤者不能拖、拽、抱,应使用颈托固定颈部并使用脊柱板搬运,避免脊柱受损或损伤加重而导致截瘫。

6.在救护过程中,要保护事故现场,以便给事故责任划分提供可靠证据。

7.发生重大交通事故时,要对伤员进行检伤分类。在现场抢险指挥部的统一指挥下,有计划、有组织地抢救。

(三)救护措施

1.组织分工　恶性交通事故受伤的人员较多,为了保证伤员都能够得到救护,一方面每一个救护员要全力以赴展开全面抢救,另一方面指挥者要组织分工,将人员分为 4 组,才能有条不紊地开展抢救。

(1)检伤分类组　主要负责对全体伤员进行病情判断,并按病情的严重程度将伤员分类。

(2)现场救护组　负责对病情重的伤员实施现场急救,同时处置一般创伤。

(3)巡回检查组　负责对已经分检的每一名伤员再做全面和详细的检查,以避免重要伤情的漏诊和误诊。

(4)转运组　负责将已脱离危险,但需要专科治疗的伤员送往医院,并在途中维持伤员的生命体征,保证伤员安全到达医院。

2.现场急救

(1)脱险　要立即排除发生再次损害的一切诱因,如检测油箱有无外漏、熄灭发动机、搬开易燃物品,同时派人向急救中心呼救。将伤员尽快从车内救出,转移到较安全的地带,其原则是环境允许才可移动,并需两人以上配合移动,具体方法应根据伤员的位置、伤情来选择。

1）移动坐在方向盘后面的伤员　在确认伤员无上肢损伤的情况下，嘱伤员一侧或双侧上肢曲肘，前臂横于胸前。一名救护员站在伤员的背后，双手从伤员的两侧腋下向前伸出，抓住伤员的前臂，另一名救护员协助固定伤员头部和颈部以保证头颈和躯体在一条轴线上，两人配合同时用力，缓慢地将伤员向侧后方移动，拖出汽车。

2）移动躺在座位上的伤员　当伤员躺在座位上而腿挂在座位下时，一名救护员要扶着伤员的头，使其与躯体保持在同一条轴线上，另一名救护员抱住伤员的腿和脚，配合用力，轻轻地将伤员搬到座位上，使腿伸直然后搬出汽车。若怀疑伤员有脊柱骨折，应按脊柱骨折的搬运方法搬运，具体见相关章节。

3）移动躺在汽车前部地板的伤员　首先放一块木板在前排座位上，一名救护员固定伤员的头颈，使其与躯体保持在同一条轴线上，另一名救护员用绷带或三角带绑住伤员的腿，由第3名和第4名救护员一起进入汽车后部，绕过前排座位的靠背向前探身，抓住伤员的腰部、臀部和大腿部的衣服。切勿抓伤员的胳膊，在确认衣服不会撕破的情况下，几人同时用力提起伤员轻放在木板上，然后搬出汽车。搬动中要注意保持伤员的身体在一条轴线上。

4）移动躺在汽车后部地板的伤员　搬移的方法同第3点，不同的是木板是放在后排座位上，第3名救护员和第4名救护员进入汽车前部。

5）汽车向侧方翻倒时伤员的移动　汽车向侧方翻倒时司机和乘客最易出现脊柱骨折，原则上在伤员移出汽车前不要扶正汽车，由救护员进入汽车内检查伤员，协助或搬运伤员。

总之，救护员在搬运伤员时既要保证伤员安全移出汽车，又要保护自己的安全，在确认无高压电、无化学毒物以及不会立即发生爆炸等的情况下才能靠近伤员，否则应首先切断电源，戴好防毒面罩，才可施救。

（2）检伤

1）检伤的方法　主要通过看、听、查的方法来检查伤员的情况。

看，就是通过观察现场和伤员的症状及体征了解伤情。观察内容有：

①伤亡人数、车中物品、方向盘和车辆内部的损害等情况。

②伤员的面色、表面皮肤损伤程度、有无呕吐和出血，肢体有无畸形，且活动是否正常，伤员对刺激的反应，其呼吸、瞳孔、脉搏以及肢体末端循环等。

听，一是指用耳听伤员的呼吸，了解有无通气不良，了解呼吸的频率、节律和深浅度；二是指听伤员简单陈述症状和事故发生经过，借以观察伤员言语表达能力和意识状态，了解有无记忆缺失或遗忘。

查，是指快速、准确检查受伤的部位和伤情。检查顺序如下：

①意识　主要通过伤员对语言刺激产生的反应以及程度，根据觉醒水平、维持觉醒的时间来判断意识状态，一旦发现意识障碍，要尽快判断伤员有无心搏骤停，并给予及时抢救。

②瞳孔　观察伤员瞳孔要注意是否等大等圆，对光反射的灵敏程度，有无散大固定。

③生命体征　对伤员进行生命体征的观察首先要触摸大动脉搏动，以颈动脉或股动脉为首选，借以判断伤员有无心搏骤停、心功能的状态以及有无循环血容量不足等情况。其次要进行呼吸和血压的判断，若出现呼吸道堵塞、呼吸困难、血压下降或过高等情况，均应及时处理。

④头面部的体征　头面部的检查内容主要包括：a.头部皮肤和颅骨是否完整，有无血肿和凹陷。b.唇、舌、牙龈有无损伤，有无牙齿脱落，舌根是否后坠；必要时及时清除松脱的牙齿，放置口咽通气管，保持气道通畅。c.鼻部有无损伤，是否有血性分泌物或脑脊液自鼻孔流出。d.眼部有无受伤、充血或出血，有无视力障碍。e.耳郭是否完整，耳道是否有血性分泌物或脑

脊液流出,听力有无损伤。

⑤脊柱 检查者用手伸向伤员后背自上而下触摸,检查每一个脊椎有无形状异常,局部有无肿胀等情况,以确定脊柱是否存在损伤。禁忌在脊柱损伤尚未确定之前盲目搬动患者。

⑥胸腹部 主要观察胸腹壁是否损伤,有无出血或畸形,观察胸腹腔脏器有无受伤。

⑦四肢及骨关节 上肢检查的顺序是上臂、前臂和手部,下肢检查的顺序为大腿、小腿和脚部,两侧相互对照,检查其形态有无异常、有无肿胀和压痛、有无假关节活动、有无感觉障碍,从而判断四肢及骨关节有无骨折脱位和血管神经损伤。注意:在检查时避免抬起肢体,尤其是下肢,防止加重损伤。

2)伤情的分类

①按损伤的部位分 可分为头部伤、胸部伤、腹部伤、盆腔伤、脊柱伤、肢体伤以及肝或肾等各脏器伤,也可按系统分为神经系统伤、循环系统伤等。合理的分类有利于交通事故的处理。

②按损伤的程度分 可分为致命伤、重伤、轻伤和轻微伤。这种分类方法便于迅速掌握伤情,及时有效地处理伤员,是救援现场常用的分类方法。

③按损伤的形状分 可分为擦伤、挫伤、骨折、脱位和肢解等。

④按损伤的形成方式分 可分为撞击伤、碾压伤、挤压伤、跌倒伤、鞭策样伤和安全带伤等。

3.现场初级处理 初级处理应与伤情分类同时进行。初级处理的原则是:轻伤适当处理,重伤及时处理,危重伤紧急处理。凡出现窒息、大出血、心搏骤停等危急指征,救护员应迅速为伤员开放气道,实施人工呼吸和胸外心脏按压,积极止血包扎,尽快进行抗休克治疗等。

4.转运 对于已脱离危险的伤员应及时在救护员的陪同下护送至相关医院。在护送途中重伤员应有危重标志,绝对保持伤员呼吸道的通畅,采取最有利于伤情的体位,保证输液管道的通畅,按时放松绑扎的止血带,尽力维持伤员生命体征的稳定,到达医院后及时向接诊医护人员汇报伤员伤情、抢救经过及途中变化。

6-3 视频
交通事故伤
的特点

6-4 视频
交通事故伤
的危害及应
急救护

二、触电

【案例导入】

刘先生,新买了一台电热水器,安装后洗澡。突然,在客厅的夫人听到卫生间尖叫的声音,立即冲入卫生间,发现先生已倒在地上,原来先生触电了。这位夫人紧急情况下就伸手去拉先生,结果两人均触电身亡。

问题:如何进行触电的预防和救护?

电击俗称触电(electric injury),是指一定量的电流或电能量(静电)通过人体,引起组织损伤或器官功能障碍,甚至发生死亡。电击包括三种类型:低压电(电压≤380V)电击;高压电(电压≥1000V)电击;超高压电(或雷电,电压10000万V、电流30万A)电击。致伤的同时可能伴有电火花、电弧等高温以及其引燃衣服致火焰的烧伤,故又称电烧伤。

(一)原因

电击的常见原因是人体直接接触电源,或在超高压电或高压电电场中,电流或静电荷经空气或其他介质电击人体。意外电击的常见情况如下:风暴、火灾、地震等使电线断裂,或违反用电操作规程,如误碰裸露的电线或开关;在电线上

6-5 思维导图　　6-6 PPT
触电　　　　　　触电

挂衣晒物;随便玩弄电器设备;身体进入高压电弧内;直接用手拉救触电者;等等。雷击多见于农村旷野,雷雨时在大树下避雨,或撑铁柄伞等。

影响电击损伤程度的因素很多。电压越高,电流强度越大,电流通过人体内时间越长,对机体的损害也越重。在相同电压下,电阻越大则进入人体的电流越小,损害越轻。人体各组织对电流的阻力由大到小排列为骨、肌腱、脂肪、皮肤、肌肉、神经、血管,因此,血管和神经因电阻小,受电流损伤程度常常最重。凡电流流经心脏、脑干、脊髓即可导致严重后果。

(二)损伤机制

人体也是导电体,在接触电流时即成为电路中的一部分。电流对机体的伤害包括电流本身及电流转换为电能后的热和光效应。电流本身对机体的作用,一是引起心室颤动、心脏停搏,此为常见的低压电电击死亡原因,也是生活中最多见的;二是对延髓呼吸中枢的损害,抑制、麻痹呼吸中枢,导致呼吸停止,常见于高压电电击死亡。电流转化为热和光效应,可使局部组织温度升高(可达 2000～4000℃),多见于高压电对机体的损伤。闪电为直流电,电压为 300 万～20000 万 V,电流在 2000～3000A,闪电一瞬间的温度极高,可引起局部灼伤甚至"炭化"。触电时从高处坠落还可造成骨折、各种内脏损伤等,使后果更加严重。

(三)电击方式

1.单相触电　人体直接碰触带电设备其中的一相时,电流通过人体流入大地,形成电流环形通路,称为单相触电。此种电击方式在日常生活中最常见。对于高压带电体,人体虽未直接接触,但由于超过了安全距离,高电压对人体放电,造成单相接地而引起的触电,也属于单相触电(图 6-2)。

2.两相触电　人体同时接触带电设备或线路中的两相导体,或在高压系统中,人体同时接近不同相的两相带电导体而发生电弧放电,电流从一相导体通过人体流入另一相导体,构成一个闭合回路,这种触电方式称为两相触电(图 6-3)。

3.跨步电压触电　当架空线路的一根带电导线断落在地上时,落地点与带电导线的电势相同,电流就会从导线的落地点向大地流散,于是地面上以导线落地点为中心,形成了一个电势分布区域,离落地点越远,电流越分散,地面电势也越低。以带电导线落地点为圆心,画出若干个同心圆,近似表示出落地点周围的电势分布。

在导线落地点 20m 以外,地面电势就近似等于零了。但当人走进电场感应区,特别是离电线落地点 10m 以内区域时,如果两只脚站在离落地点远近不同的位置上时,两脚之间的电势差就称为跨步电压,这种触电方式叫作跨步电压触电(图 6-4)。落地电线的电压越高,离落地点越近,跨步电压也就越高。人受到跨步电压时,电流虽然是沿着人的下身,从脚经腿、胯部又到脚与大地形成通路,没有经过人体的重要器官,好像比较安全,但因为人受到较高的跨步

电压作用时,双脚会抽筋,使身体倒在地上。这不仅使作用于身体上的电流增加,而且使电流经过人体的路径改变,完全可能流经人体重要器官,如从头到手或脚。

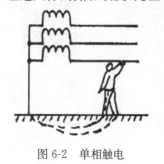 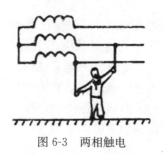 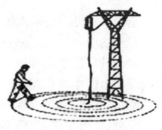

图 6-2　单相触电　　　　　　　图 6-3　两相触电　　　　　　　图 6-4　跨步电压触电

(四)临床表现

注意询问触电时间、地点、电源情况(如电流的种类、电流强度、电压高低、触电部位的电阻、电流通过途径、电流接触时间)等,检查触电受伤情况。

1.全身表现

(1)轻度　常因瞬间接触电流弱、电压低的电源而引起。表现为面色苍白、精神紧张、惊慌、尖叫、头晕、心悸、表情呆滞,甚至发生晕厥、短暂意识丧失。一般很快自行恢复,恢复后可有肌肉疼痛、头痛、疲乏及神经兴奋症状。体检一般无阳性体征,可有不同程度的心律失常,如期前收缩、阵发性心动过速等,需密切监测心电变化。

(2)重度　多发生于接触电压高、电阻小、电流强度大的电源,或触电后未能及时脱离电源,遭受电损害时间较长的患者。表现为恐惧、惊慌、心悸、呼吸增快,甚至出现昏迷、肌肉抽搐、血压下降、皮肤青紫、呼吸不规则或停止、心律严重紊乱,很快致心脏停搏。电流直接损伤肾脏,导致肌肉坏死产生的肌红蛋白、溶血后的血红蛋白损伤肾小管,可发生急性肾衰竭,脱水和血容量不足亦加速急性肾衰竭的发生。若不及时脱离电源立即抢救,大多会死亡。体格检查有呼吸改变和心脏听诊异常。

2.局部表现　主要表现为电流通过的部位出现电烧伤。烧伤程度与电压高低密切相关,常有入口和出口两个创面,皮肤入口灼伤比出口处严重。

(1)低压电引起的烧伤多局限于电流进出口部位,创面小,直径 0.5～2cm,呈圆形或椭圆形,烧伤部位边缘整齐,与健康皮肤分界清楚,多无疼痛,呈焦黄或灰黑色干燥创面,偶可见水疱,一般不损伤内脏,截肢率低。

(2)高压电流损伤时,面积较大,伤口较深,可深达肌肉和骨骼等,有"口小底大,外浅内深"的特征。伤口处可有大片焦痂、组织坏死,以后脱落、感染、渗出,愈合缓慢,形成较大溃疡。少数患者体表烧伤不重,但由于电荷的强大穿透力,可致机体深层组织烧伤极为严重,成立体形。电流可造成血管壁的变性坏死或血管栓塞,从而引起继发性出血或组织的继发性坏死,致残率很高。电击周围部位烧伤较轻,如有衣服点燃,可出现与触电部位无关的大面积烧伤。

3.并发症和后遗症　电击后 24～48h 常出现严重室性心律失常、神经源性肺水肿、胃肠道出血、弥散性血管内凝血、继发感染等。若电击后从高处跌落,还可致骨折和颅脑、胸、腹部等外伤。大概有半数电击者可有单侧或双侧鼓膜破裂,也有精神失常、永久性耳聋、多发性神经病变等。孕妇电击后常导致流产或死胎。

(五)救护原则

迅速切断电源,立即脱离危险区。准确评估患者有无心搏骤停,对心搏骤停者立即实行心肺脑复苏。同时,积极与当地医院联系,做好转运工作。

(六)救护措施

1.迅速脱离电源　根据现场情况,分秒必争地采取最安全、最迅速的方法切断电源或使触电者脱离电场。常用方法有:

(1)关闭电源开关　这是最简单、安全有效的方法。最好是电闸就在触电现场附近,此刻应立即关闭电闸,尽可能打开保险盒,拉开总电闸;同时派专人守护总电闸,以防止忙乱中不知情者重新合上电闸,造成进一步伤害。若救护员不能及时找到电闸的位置,应尽可能选择其他的救护措施。

(2)挑开电线　若是受高处垂落的电线触电,电闸离触电现场又较远时,可用干燥木棍或竹竿等绝缘物将电线挑开。注意妥善处理挑开的电线,避免再次引起触电。

(3)斩断电线　在野外或远离电闸的地方,或高压线断落引起电磁场效应的触电现场,尤其是下雨或地面有水时,救护员不便接近触电者挑开电线时,可以在20m以外斩断电线。可用绝缘钳子,或带绝缘把的干燥铲子、锄头、刀、斧等斩断电线。注意妥善处理电线断端。

(4)拉开触电者　若触电者卧在电线或漏电电器上,上述方法都不能采用时,可用干燥木棒等绝缘物品将触电者推离触电处;还可用干燥绝缘的绳索或布带,套在触电者身上,将其拖离电源。

在脱离电源的整个抢救过程中,救护员必须做好自我保护,并尽量不给触电者造成其他伤害。应注意:①保证自身安全,未脱离电源前决不能与触电者直接接触,应选用性能可靠的绝缘器材,若无把握,可在脚下垫放干燥的木块、厚塑料块等绝缘物品,使自己与大地隔绝。②若是野外高压电线触电,最好在20m以外斩断电线。若确需进出危险地带,切不可双脚同时着地,应用单脚着地的跨跳步进出。③雨天野外抢救触电者时,一切原有绝缘性能的器材都会因淋湿而失去绝缘性能。④避免给触电者造成其他伤害,如高处触电时,应采取防护措施,防止脱离电源后从高处坠下造成损伤或死亡。

2.迅速进行心肺复苏　轻型触电者,神志清醒,仅感四肢发麻、乏力、心慌等,则就地休息1～2h,并监测病情变化,一般恢复较好。重型触电者,如有心跳呼吸骤停,脱离电源后应立即进行心肺复苏,并及时呼救,有条件者可给氧、输液,必要时行气管插管或气管切开,同时头部放置冰袋降温。

3.转运及护理　严重者经初步处理后应迅速送至医院,转运途中需注意保持呼吸道通畅,有条件者保证持续输氧、输液;对有较大烧伤创面者,注意保护,最好用无菌敷料或干净布巾包扎,禁涂任何药物。合并骨折者,按外伤骨折的要求处理。若电流伤害到患者脊髓,则应注意保持脊椎固定,不能随意搬动患者,防止脊髓再次受损。到达医院后向接诊医护人员详细交待触电现场情况和救护经过。

6-7 视频
触电的应急
救护

三、淹溺

【案例导入】

　　小刘,男性,12岁,夏天与小伙伴在池塘边嬉戏时掉入水中,由于不会游泳,在水中挣扎求救。

　　问题:如果你在现场,怎样救护?

　　淹溺(drowning)又称溺水,是指人淹没于水或其他液体中,液体进入呼吸道及肺泡或反射性引起喉痉挛发生窒息和缺氧。溺水者救出后尚有大动脉搏动者称近乎淹溺(near drowning)。溺水后窒息合并心脏停搏者,称溺死。淹溺是意外死亡常见原因之一,若急救不及时可因呼吸、心跳停止而死亡。

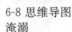

6-8 思维导图　　6-9 PPT
淹溺　　　　　　淹溺

(一)病因

　　淹溺常见于以下情况:①游泳能力弱或无,意外落水;②游泳时间过长,体力耗竭或受冷水刺激发生肢体抽搐或肢体被植物、绳索缠绕等;③游泳时,原有心脑血管等疾病的急性发作;④自杀者投水。

(二)发病机制

　　溺水后,首先是本能地屏气,以避免水进入呼吸道,继而可发生以下两种情况:

　　1.湿性淹溺　占淹溺者的90%,指人淹没于水中,由于缺氧不能继续屏气而被迫深呼吸,使大量的水随着吸气进入呼吸道和肺泡,造成阻塞,引起严重缺氧、高碳酸血症和代谢性酸中毒,数秒钟后神志丧失,呼吸停止,心脏因缺氧而发生骤停。

　　2.干性淹溺　约占淹溺者的10%,指人溺水后,因恐惧、惊慌或骤然寒冷刺激而引起喉痉挛导致窒息和(或)反射性心搏骤停而死亡,而呼吸道和肺泡很少或无水吸入。

(三)临床表现

　　注意溺水的时间、地点、水源性质,注意检查头部有无撞伤痕迹等。

　　1.症状　淹溺者表现为神志丧失,呼吸停止,大动脉搏动消失,处于临床死亡状态;近乎淹溺者临床表现的个体差异较大,与淹溺时间长短、吸入水量的多少、吸入水的性质及器官损害范围有关,可有剧烈咳嗽、咳粉红色泡沫痰、头痛、视觉障碍、呼吸困难、寒战发抖、抽搐等,溺入海水者口渴明显。

　　2.体征　皮肤黏膜苍白或发绀,颜面肿胀,球结膜充血,口鼻充满泡沫或污泥、杂草。腹部常膨隆伴胃扩张,四肢厥冷。呼吸表浅、急促或停止,肺部可闻及干湿啰音,偶有哮鸣音。心律失常,心音微弱或消失。常出现精神状态改变,如烦躁不安、昏睡、昏迷等。有时可发现头、颈部损伤。

　　3.辅助检查　动脉血气分析显示低氧血症和酸中毒。淡水淹溺者的血钠、钾、氯化物可有轻度降低,有溶血时血钾往往增高,尿中出现游离血红蛋白。海水淹溺者,其血钙和血镁增高。肺部 X 线检查有肺门阴影扩大或加深,肺间质纹理增粗,肺野中有大小不等的絮状渗出或炎症改变,或有两肺弥漫性肺水肿的表现。

(四)救护原则

1.立即将患者从水中救出。

2.清理气道,保持其通畅。

3.迅速判断患者有无心跳、呼吸停止,立即进行心肺复苏。

4.对症处理,病情稳定后,安全护送患者入院。

(五)救护措施

1.水中救护

(1)自救　溺水后要尽量保持镇静。不可将手上举或挣扎,否则会下沉得更快,故在呼救的同时应仰卧,头向后,口鼻向上露出水面,呼气宜浅,吸气宜深,争取能较长时间浮于水面以待救援。会游泳者若因腿部肌肉痉挛而引起溺水,应尽快呼救,同时可划动双手,将头露出水面,深吸气后,弯腰将痉挛下肢的脚趾用力往前上方拉,直至疼痛消失,痉挛停止,反复按摩痉挛疼痛部位,好转后,立即游向岸边。

(2)他救　发现有人溺水时,救护员应立即高声呼救,同时脱去厚重的外衣和鞋靴,最好携带救生圈、球或木板等迅速游到溺水者后方;徒手救护时可用一只手从背后抱住溺水者头颈,另一手抓住溺水者手臂,用仰泳方式将其拖到岸边。救护时应防止被溺水者紧紧抱住,如已被抱住,应松手下沉,先与溺水者脱离,然后再救。

若救护员不会游泳或游泳技术不熟练,可在呼救的同时,设法投下绳索、竹竿、木板或救生圈等,让溺水者抓住,再拖上岸。

2.岸边救护

(1)保持呼吸道通畅　保持呼吸道通畅是维持呼吸功能的重要前提。将溺水者从水中救出后,立即清除其口鼻中的杂草、污泥、泡沫和呕吐物等。取下义齿,松解衣领、内衣、腰带和背带等,但注意保暖,必要时将舌头用手帕、纱布包裹拉出,或用包纱布的手指将舌头拉出口外,保持呼吸道通畅。

(2)倒水　若需要且病情允许,可采用头低体位将肺内及胃内积水排出,其方法有:①抱腹法,抱起伤员的腰腹部,使其背朝上、头下垂进行倒水(图6-5);②肩顶法,抱起伤员双腿,将其腹部放在救护员肩上,快步奔跑使积水倒出去(图6-6);③膝顶法,救护员取半跪位,将伤员腹部放在救护员腿上,使其头部下垂,并用手平压背部进行倒水(图6-7)。如果溺水者呼吸或心跳已经停止,应先进行心肺复苏,切忌过分强调倒水而延误病情,失去抢救时机。

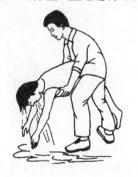
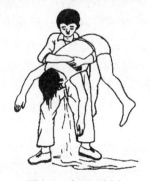
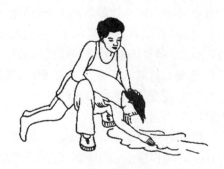

图6-5　抱腹法倒水　　　　图6-6　肩顶法倒水　　　　图6-7　膝顶法倒水

（3）现场心肺复苏　是淹溺救护中最重要的措施。对呼吸心跳停止者,应立即进行现场心肺复苏。有条件者现场给予吸氧、输液等处理后再转送医院,在转送和搬运中,应始终保持呼吸道通畅,保证吸氧通畅,密切监测病情变化,送达医院时,认真向接诊医护人员交班。

6-10 视频
溺水的应急
救护

四、中暑

【案例导入】

　　近几日,天气酷热,气温高达 39℃,环卫工人周女士冒着高温清扫道路,出现了头痛、头晕、口渴、多汗、四肢无力发酸、注意力不集中症状,体温 39.4℃。

　　问题:她可能出现了什么情况?

　　中暑(heat stroke)指在高温或强辐射(特别是湿度大、无风)环境下,由于体温调节失衡和水、电解质代谢紊乱产生的以心血管和中枢神经系统功能障碍为主要表现的急性综合征。轻症经及时处理可很快恢复,老人、产妇及慢性病患者、昏迷及体温超过 42℃持续 2h 以上者预后不良。临床上根据症状轻重分为先兆中暑、轻度中暑及重度中暑,重度中暑包括热痉挛、热衰竭和热射病(或日射病)三种。

6-11 思维导图
中暑

6-12 PPT
中暑

(一)病因

　　在烈日暴晒下或在高温环境(室温>35℃)中长时间工作、运动等极易发生中暑。即使环境温度不是很高,但空气中湿度很大,通风不良时也易发生中暑。此外,缺乏锻炼、老年人、肥胖、过度劳累、慢性病患者、睡眠不足等均易诱发中暑。

(二)发病机制

　　在正常情况下,下丘脑体温调节中枢控制产热和散热以维持体温的相对恒定,正常人体体温波动在 37℃左右。人体热能来源主要为氧化代谢及肌肉收缩,在劳动等情况下产热增加,通过血流将深部组织热量带到皮下组织,皮肤血管扩张及大量出汗可致失水失盐,有效血容量减少,血液浓缩,心脏负担加重,可能导致急性循环衰竭;后期尿量减少,尿中出现蛋白、管型、严重者可能出现急性肾功能不全;消化道供血不足,唾液分泌减少,胃蠕动受抑制,电解质代谢紊乱,血液氯离子储量减少,胃酸降低,引起消化不良等消化道疾患;大脑皮层兴奋性增高,通过负诱导抑制中枢神经系统运动区,出现注意力不集中,反应迟钝,动作准确性降低,早期表现为暂时性可逆的功能紊乱,晚期出现脑出血、脑水肿等不可逆变化;体温过高使全身血管内皮受损,促发内源性凝血,凝血因子及血小板大量消耗导致凝血功能障碍,皮肤及内脏广泛出血。

　　机体散热有辐射(radiation)、蒸发(evaporation)、对流(convection)、传导(conduction)等方式。周围温度升高引起中枢神经系统兴奋,致使机体各内分泌腺功能亢进,导致耗氧量增加,酶活性增强,新陈代谢加快,机体产热增加。若外界温度过高(大多数超过 38℃),人体通过辐射和对流散热发生障碍,身体只能靠出汗散热,如果此时体温调节中枢功能障碍,汗腺功能衰竭甚至闭汗,汗的蒸发亦受影响,散热出现困难,热量便在体内积蓄,体温可急剧升高到40℃以上,导致热射病。高热引起缺氧,毛细血管通透性增加,组织水肿及代谢性酸中毒,最终导致脑、肾、肝细胞的损伤;在高温环境下从事重体力劳动,可使过量汗液分泌,导致水、盐的丢失,血液浓缩使血黏稠度增加,血管扩张,血容量不足,从而使周围循环衰竭。此时,如不及时补充水盐物质,可导致热痉挛。烈日暴晒或强烈的热辐射长时间直接作用于头部,波长为600～1000μm的可见光和红外线可穿透头皮和颅骨引起脑组织损伤,充血水肿,大脑温度可高达40～42℃,但体温不一定升高,发生日射病。

(三)临床表现

注意是否有在高温环境或强辐射下长时间从事劳动或高强度运动、水分补充不足等情况,有无中枢神经系统症状等。

1.先兆中暑 患者在高温环境下劳动过程中有轻微头晕、头痛、眼花、耳鸣、心悸、脉搏频数、恶心、口渴、多汗、全身疲乏、四肢无力、注意力不集中、动作不协调等症状,体温正常或略升高,不超过38℃,尚能勉强坚持工作,若脱离高温环境,稍事休息,短时间内即可恢复。

2.轻度中暑 除有先兆中暑的症状外,体温升高至38.5℃以上,还出现面色潮红、胸闷、皮肤灼热、脉搏快速等表现或有循环衰竭的早期症状,如面色苍白、大量出汗、血压下降等。患者被迫停止工作,如及时转移到阴凉通风处,平躺解衣,降温,补充水和盐分,可于数小时内症状消失并能恢复工作。

3.重度中暑 在上述表现的基础上,进一步出现高热、痉挛、昏厥、昏迷。

(1)热痉挛 又称中暑痉挛,是一种短暂、间歇发作的肌肉抽搐,可能与大量出汗后过多饮水,但未补充钠盐,导致体内钠、氯浓度降低有关。肌肉抽搐也可出现强直性收缩伴疼痛,多累及四肢或用力较大的肌群,也可侵及腹肌、躯干肌,以腓肠肌痉挛最为多见,常为对称性。体温多正常或稍高,神志清醒,常发生于青壮年,初次进入高温环境工作或运动量过大时大量出汗仅补水者。

(2)热衰竭 又称中暑衰竭,为最常见的一种,是指热应激后以血容量不足为特征的一组临床综合征。往往发生于年老体弱、患有慢性病者和孕妇等热调节能力较差者,由于大量出汗导致失水失钠,血容量不足而引起面色苍白、大汗淋漓、脉搏细速、血压下降、神志恍惚、休克等周围循环衰竭表现,患者疲劳、乏力、头痛、头晕、口渴明显,体温基本正常。

(3)热射病 又称中暑高热,是中暑最严重的类型,是由于暴露在高温高湿环境中引起人体体温调节功能障碍,患者体内大量热量滞留,伴有皮肤灼热、意识障碍等多器官功能损伤的严重临床综合征。以高热、无汗、意识障碍"三联征"为典型表现:体温高达40℃以上;皮肤干燥无汗,灼热;中枢神经系统功能障碍,可有意识模糊、精神失常、躁动甚至昏迷,也可出现癫痫样抽搐、谵妄等。

(4)日射病 烈日长时间暴晒头部,且头部无保护,大脑温度可达40～42℃,引起脑组织充血、水肿。表现为体温不高或稍高,头晕、头痛、心悸、多汗、皮肤湿冷、恶心呕吐、面色苍白、脉细弱、血压短暂下降、晕厥或神志恍惚。

(四)救护措施

救治原则为尽快使患者脱离高温环境、迅速降温和保护重要脏器功能。

1. 先兆中暑或轻度中暑　立即将患者移送到清凉通风处,给予清凉含盐饮料,或口服十滴水、藿香正气水、人丹等,额部涂清凉油。解开衣服,用冷水擦面部、四肢或全身,尤其是要在头部冷敷,使头部迅速散热,以维护中枢神经系统的功能。体温维持在 38.5℃ 以上者可给予口服解热药。经救护后仍存在循环衰竭的表现时,可静脉滴注 5% 葡萄糖氯化钠溶液。

2. 重度中暑　需立即送医院进行救治,包括迅速降温,纠正水、电解质和酸碱代谢紊乱,积极防治循环衰竭、休克和并发症。

(1)热痉挛　补充含盐饮料,轻者可恢复。若痉挛性头疼反复发作,可静脉滴注生理盐水或葡萄糖氯化钠溶液。

(2)热衰竭　纠正血容量不足,静脉补充葡萄糖氯化钠溶液、氯化钾。

(3)热射病　早期有效治疗是决定预后的关键。迅速降温是治疗的首要措施,高热持续时间越长,对脑组织的损伤就越严重,预后也越差。

1)体外降温　立即撤离高温高湿环境至阴凉通风处,将患者平卧并去除全身衣物,应用空调或电扇吹风、室内置冰块等,使室内温度降至 20～24℃,环境温度低于皮肤温度,以便辐射散热。用凉水喷洒或用湿毛巾擦拭全身。尤其注意头部降温以保护大脑,腋下和腹股沟处可放置冰袋。降温毯有较好的降温效果,目前在临床上已被广泛应用。

2)体内降温　体外降温无效者,用冰盐水(4～10℃)进行胃或直肠灌洗,也可将自体血液体外冷却后回输体内而降温。

3)药物降温　与物理降温同时进行效果较好。常用氯丙嗪 25～50mg 加入 500ml 葡萄糖氯化钠溶液中静脉滴注,2h 内滴完,可在 2～3h 内降温;也可用人工冬眠合剂(氯丙嗪 8mg＋哌替啶 25mg＋异丙嗪 8mg,用生理盐水稀释成 10ml)缓慢静脉注射,若 1h 后无反应,可重复使用一次,用药过程中要注意观察血压、呼吸变化,体温不宜过低。

(五)健康教育

1. 躲避烈日

(1)做好防护工作　夏日出门应记得备好防晒用具,打遮阳伞,戴遮阳帽,戴太阳镜,涂抹防晒霜;准备充足的水和饮料,准备防暑降温药品,如十滴水、人丹、风油精等,以备急用。

(2)出门的时间要合适　要尽量减少高温时的户外活动,更要避免长时间在高温、高湿的环境下活动,尤其要避免长时间暴露在烈日下。由于 10 时至 16 时阳光最强烈,因此应尽可能避免在此段时间外出。

(3)年老体弱者高温季节减少外出活动　如老年人、孕妇、有慢性疾病的人,特别是有心血管疾病的人,在高温季节要尽可能地减少外出活动。如出现中暑症状应及时治疗。

2. 多喝水,多吃蔬菜瓜果

(1)多喝水　口渴提示机体已经缺水了,因此不要等口渴了才喝水。应根据气温的高低,每天喝 1.5～2L 水,出汗较多时可适当补充一些盐水或含钾茶水,弥补人体因出汗而失去的盐分及其他电解质。特别是高温作业工人、夏季田间劳动的农民,每天补充含盐 0.3% 的饮料。夏季要补充大量水分并适当增加食物含盐量。

6-13 视频
中暑的原因
及分型

6-14 视频
中暑的急救
及预防

（2）多吃蔬菜瓜果　生菜、黄瓜、西红柿、桃子、杏、西瓜、甜瓜等时令蔬菜水果的水分含量高，都可以用来补充水分。

3.保证充足睡眠和休息　夏天日长夜短，气温高，人体新陈代谢旺盛，消耗也大，容易感到疲劳。充足的睡眠，可使大脑和身体各系统都得到放松，既有利于工作和学习，也是预防中暑的措施。最佳就寝时间是 22 时至 23 时，最佳起床时间是 5 时 30 分至 6 时 30 分。睡眠时注意不要躺在空调的出风口和电风扇下，以免患上空调病和热伤风。

五、烧烫伤

【案例导入】

　　一个 4 岁的小女孩，她的妈妈正端着一碗热粥边吹边喂她吃，她等不及，去拉妈妈手上的碗，妈妈躲闪不及，结果把整个碗盖在孩子的脸上了。

　　问题：现场如何进行急救？

　　烧烫伤是生活中常见的意外，由火焰、沸水、热油、电流、蒸汽、辐射、化学物质（强酸强碱）等引起。

　　烧烫伤造成组织局部损伤，轻者损伤皮肤，出现肿胀、水疱、疼痛，重者皮肤烧焦，甚至血管、神经、肌腱等同时受损。呼吸道也可被烧伤。烧伤引起的剧痛和皮肤渗出等因素可导致休克，晚期出现感染、脓毒症等并发症而危及生命。

6-15 思维导图
烧烫伤

6-16 PPT
烧烫伤

（一）临床表现

1.烧伤深度分类　烧伤对人体组织的损伤程度一般分为三度（图 6-8），可按三度四分法进行分类（表 6-1）。

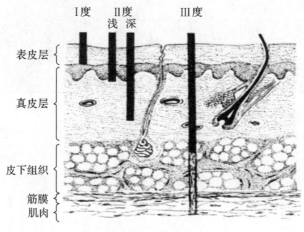

图 6-8　烧伤深度

表 6-1　三度四分法烧伤分类

Ⅰ度烧烫伤 （红斑性烧伤）	轻度红、肿、热、痛，感觉敏感，表面干燥无水疱	
Ⅱ度 （水疱性烧伤）	浅Ⅱ度	剧痛，感觉敏感，有水疱，疱皮脱落后可见创面均匀发红、水肿明显
	深Ⅱ度	感觉迟钝，有或无水疱，基底苍白，间有红色斑点，创面潮湿
Ⅲ度	痛感消失，无弹性，干燥，无水疱，如皮革状、蜡白、焦黄或炭化；严重时可伤及肌肉、神经、血管、骨骼和内脏	

2.烧伤面积估计　目前比较常用且易掌握的是九分法和手掌法。

（1）九分法　将全身体表面积划分为若干 9% 的等分，另加 1%，构成 100% 的体表面积，即头颈部＝1×9%，双上肢＝2×9%，躯干＝3×9%，双下肢＝5×9%＋1%。小儿头大下肢小，头颈部面积＝[9＋(12－年龄)]%，双下肢面积＝[46－(12－年龄)]%（表 6-2）。

表 6-2　体表面积计算——九分法

部　位		占成人体表面积(%)	占儿童体表面积(%)
头部	发部	3	9＋(12－年龄)
	面部	3	
	颈部	3	
双上肢	双上臂	5	9×2
	双前臂	6	
	双手	7	
躯干	躯干前面	13	27
	躯干后面	13	
	会阴	1	
双下肢	双臀部	5	9×5＋1－(12－年龄)
	双大腿	21	
	双小腿	13	
	双足	7	

（2）手掌法　不规则或小面积烧伤，用手掌粗略估算。伤病员五指并拢，一掌面积约等于体表面积的 1%（图 6-9）。

3.烧伤所致休克　表现为口渴、烦躁不安、尿少、脉快而细、血压下降、四肢厥冷、发绀、苍白、呼吸加快等。

（二）救护措施

烧伤应急救护原则是先除去伤因，脱离现场，保护创面，维持呼吸道通畅，再组织转送医院治疗。针对烧伤的原因可分别采取相应的措施。

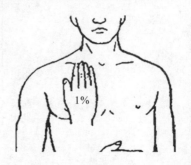

图 6-9　烧伤面积估算

1.立即用冷的自来水（15～25℃）持续冲洗（或浸泡处理）降温直至疼痛缓解；避免用冰块直接冷敷，特别是烧伤面积较大时（20％以上）。同时紧急呼救，启动EMSS（急救医疗服务系统）。

2.迅速剪开取下伤处的衣裤、袜类，切不可强行剥脱。取下受伤处的饰物。

3.Ⅰ度烧烫伤，可涂外用烧烫伤药膏，一般3～7日治愈。

4.Ⅱ度烧烫伤，表皮水疱不要刺破，不要在创面上涂任何油脂或药膏，应用清洁的敷料（如纱布、毛巾等）或保鲜膜覆盖伤部，以保护创面，防止感染，并立即送医院。

5.严重口渴者，可口服少量淡盐水或淡盐茶水。条件许可时，可饮烧伤饮料。

6.窒息者，进行人工呼吸；伴有外伤大出血者应予以止血；骨折者应做临时固定。

7.大面积烧伤伤员或严重烧伤者，应尽快转送医院治疗。

（三）强酸、强碱烧伤

6-17 视频
烧烫伤的分度

6-18 视频
烧烫伤的救护原则

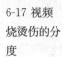

强酸、强碱对组织的损害与它们的浓度、接触时间长短、接触量多少有关。强酸对组织的局部损害为强烈的刺激性腐蚀，不仅表面被烧，并能向深层侵蚀；但由于局部组织细胞蛋白质凝固，从而能够阻止烧伤的继续发展。碱性物质更能渗透到组织深层，日后形成的瘢痕较深。

常见强酸有硫酸、硝酸、盐酸等，强碱有氢氧化钠、氢氧化钾等。

1.症状 被硫酸烧伤的伤口呈棕褐色，被盐酸、苯酚（石炭酸）烧伤的伤口呈白色或灰黄色，被硝酸烧伤的伤口呈黄色。

烧伤局部疼痛剧烈，皮肤组织溃烂；如果酸、碱类通过口腔进入胃肠道，则可使口腔、食管、胃黏膜腐蚀、糜烂、溃疡出血、黏膜水肿，甚至发生食管壁、胃壁穿孔，严重者可引起休克。

2.应急救护原则

（1）脱离现场，眼睛接触强酸、强碱时立即用大量流动水冲洗。皮肤被强酸、强碱烧伤，如有纸巾、毛巾先蘸吸，然后立即用流动水冲洗。被少量强酸、强碱烧伤，冲洗时间应在15min以上；被大量强酸、强碱烧伤，冲洗时间应在20min以上。冲洗时将污染的衣物脱去。若是粉末状强酸、强碱，先清除再用流动水冲洗。

（2）如为误服强酸、强碱的患者，则可服用蛋清、牛奶、豆浆、面糊、稠米汤或服用氢氧化铝凝胶保护口腔、食管、胃黏膜。严禁洗胃。

（3）启动EMSS，获得专业急救。

（四）日光灼伤

皮肤如过度暴露在日光下，也能导致严重灼伤，短时间可能导致Ⅰ度或Ⅱ度灼伤。

1.现场表现 日晒部位的皮肤出现界限鲜明的红斑、水肿、瘙痒、灼痛或刺痛感，严重者形成水疱，并出现发热、心悸、恶心、呕吐等全身症状。

2.应急救护原则

（1）安置伤员于阴凉处。

（2）用湿冷敷料覆盖伤处。

（3）饮用低温饮料。

（4）如眼部红肿、疼痛，可用湿敷料遮盖双眼。

(5)如有需要送往医院。

六、冻伤

　　冻伤(frostbite)是寒冷引起的局部组织损伤,以四肢和面部为多见。

　　冻伤多发生于在寒冷环境中逗留或工作时间过久,而其保暖御寒措施不足;陷埋于积雪或浸没于冰水等情况时也可发生冻伤。冻伤可发生在气温不太低,甚至在 0℃以上,常由于穿着过紧或潮湿的鞋靴引起。老人、婴儿、体质极度衰弱者和慢性心血管病、脑垂体和甲状腺功能减退、脑血管意外后遗症患者,偶尔在温度过低的室内也可发生冻伤。

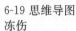

6-19 思维导图
冻伤

6-20 PPT
冻伤

(一)症状

　　冻伤是局部温度过低使局部血管先收缩、后扩张,毛细血管壁通透性增加,血浆渗出,组织水肿,血管内血液浓缩和血管壁损害,形成血栓以致引起组织坏死。病变可仅限于皮肤或累及深部组织,包括肌肉和骨骼。

　　冻伤处局部皮肤苍白冰冷、疼痛和麻木。根据损害程度临床上将冻伤分为四度,第一、二度主要为组织血液循环障碍,第三、四度有不同深度的组织坏死。

　　一度:皮肤浅层冻伤。起初皮肤苍白,继而转为蓝紫色,以后有红肿、发痒、刺痛和感觉异常。

　　二度:皮肤全层冻伤。除红肿外,出现水疱,疱破后易感染。如无感染,经 2～3 周后水流干枯成痂。

　　三度:冻伤累及皮肤全层和皮下组织。皮肤由苍白色渐变为蓝色,最后转为黑色,感觉消失。坏死组织脱落形成溃疡,易继发感染。愈合后可留瘢痕,并可影响功能。

　　四度:皮肤、皮下组织、肌肉,甚至骨骼均被冻伤。冻伤部位呈暗灰色,边缘可有水肿和水疱,感觉和运动完全丧失。2～3 周后坏死组织分界清晰,形成干性坏疽,有水肿和继发感染者转为湿性坏疽。常后遗有伤残和功能障碍。少数可并发肺炎、心包炎等感染。

(二)急救措施

　　现场急救原则包括脱离寒冷现场、迅速复温、挽救生命、减少伤残。

　　急救搬动患者时要小心、轻放,避免碰撞后引起软组织损伤与骨折。在野外没有温水时,可将冻伤的肢体放在健康人腹部、腋下,或一起套入棉衣或被褥中复温,切忌火烤冻伤部位或一开始就浸入热水中,也不要在患部用雪或手揉擦,以免引起皮肤破溃或坏死。现场急救措施如下:

1. 保温、复温是冻伤救治的关键措施。患者体温在 32～33℃时,可用毛毯或被褥包裹身体,逐渐自行复温。若体温低于 31℃,则应加用热风或用 44℃热水袋温暖全身。更积极的方法是将患者浸泡于 40～44℃或稍低温度的水浴中,使其缓慢复温。

2. 当患者出现寒战或恢复知觉时,或冻伤肢体的指甲或皮肤出现潮红时,即应停止加温,用软毛巾擦干其躯干或肢体,再用厚棉被包裹,使患者保持在温暖的环境中,待其体温自然回升。对年老、年幼及体弱者,可将伤员用棉被包裹,睡在 20～25℃的温室中,使体温每小时上升 0.6～1℃,直至正常。

3. 若体温低于 12℃,复温后肢体有红、肿、痛,神经和肌肉的功能需要数周或数月后才能恢复,理疗可缩短恢复期。

4. 对心跳停止或有心室颤动的患者,应立即进行胸外心脏按压或电除颤。一般忌用盐酸肾上腺素,以避免发生心室颤动。

5. 局部冻伤的处理

(1)可行温湿敷受冻肢体或全身,可浸泡于 38～43℃温水中或 0.1％氯己定溶液(或 0.1％苯扎溴铵溶液,或 0.02％呋喃西林溶液)中 0.5～1.5h,注意添加热水,以保持水温,浸泡至皮肤发红,皮温达 36℃左右为止,每天 2 次,连续 3 天。要严格掌握复温速度,避免因周围血管迅速扩张,导致内脏缺血或较冷的外周血过多流入内脏,造成内脏进一步降温而致死。浸泡用的液体应为煮沸后的开水降温至 38～43℃,或放消毒剂,避免皮肤感染。

(2)对一些冻疮小水疱可不必挑破;若水疱较大,可用 70％乙醇消毒皮肤后,用消毒过的针刺破水疱,然后用干净的纱布或手帕包扎,并注意局部保暖和防止感染。

(3)对仅有皮肤红肿、痒痛而无破溃的冻疮,可涂些冻疮膏,并经常用手充分按摩患部;在冻疮上涂些蜂蜜、30％猪油软膏、姜汁、辣椒等亦有良效。

(4)对于四度的深部冻伤,待其坏死组织分界明显后再切除,创面可植皮,以加速愈合。

(5)若肢体(端)发黑变干,应适时截肢,以防发生毒血症。另外,重症患者可采用静脉复温如静脉滴注温低分子右旋糖酐,或葡萄糖溶液,或血浆等,速度不易过快。

(三)预防

1. 一般预防　落实防寒措施,充足供应防冻保暖物品。为防止发生冻伤或因冻伤而昏迷等事故,在遭遇严寒时,要着装保暖,尽量保持手足、脸面、耳鼻以及衣物的干燥(因为湿衣服散热的速度是干衣服的 240 倍)。开展耐寒锻炼,增强机体抗寒力。要不时地搓揉受冻皮肤,伸展筋骨,活动关节。加强防寒知识教育。要经常查看皮肤是否出现红肿、苍白,温觉是否异常,关节是否僵硬;对于一般的冻疮,没有溃破的可以热敷或擦涂辣椒水等,已溃破的可选用冻疮膏等外敷。学会自救互救。独自在野外遭遇强寒流袭击时,最好能保持觉醒状态,以免在熟睡中被冻伤昏迷而不能再觉醒。每年都会生冻疮的人,应注意增加营养,加强体育锻炼,注意保暖,以提高身体素质,及早预防冻疮的发生。

2. 低温患者心搏骤停的预防　当患者极度寒冷,但心跳尚能维持灌注时,干预的重点是防止进一步散热,采取复温措施和谨慎地转运;防止额外蒸发散失热量;避风、隔冷、除去湿冷的衣服等。谨慎地把患者转运至医院,避免粗暴搬动和颠簸,否则可能促成室颤。监测核心体温和心律,如果患者皮肤极度寒冷,如使用贴胶式电极不能获得心电图或监测心律,可使用针式电极。不要拖延气管插管、血管插管等必需的救命性操作,操作必须轻柔并密切监测心律。

七、犬咬伤

【案例导入】

　　患者,12岁,15min前在上学的途中,走至三岔路口时,突然蹿出2只狗追咬患者的头部和下肢不放,幸亏赶来1位老人和1名司机用木板敲打,驱赶猖狂的狗,该患者才脱离生命危险。经检查:头部和左下肢左、右两侧均有大小不等的明显渗血,肿大,疼痛(图6-10)。患者面色苍白,痛哭。

　　问题:应如何救治该患者?

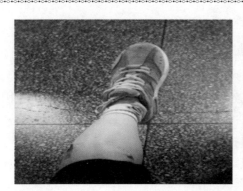 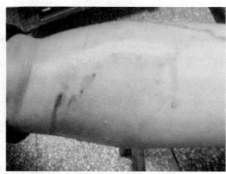

图 6-10　被咬伤的伤口

(一)犬咬伤与狂犬病概述

　　犬咬伤(dog-bite)是指犬通过舌舐、爪抓、齿咬对人体造成损伤。犬咬伤不但造成局部组织撕裂损伤,而且由于犬的口腔、牙缝、唾液常存在多种细菌、病毒,尤其是存在大量厌氧菌,如破伤风杆菌、气性坏疽杆菌、梭状芽孢杆菌等可造成伤口迅速感染。一旦感染发展到严重状态,如破伤风、狂犬病,可危及生命。

　　近年来,我国人民生活水平不断提高,不但农村养狗多了,城市也出现了养宠物热,品种多,个体大小不等;由于人们对狂犬病的相关知识认知不足,总认为是自家从小养大的,不会咬人,危害不大,管理不严。因此,被自己家犬咬伤后,常常重视不够,未及时到正规医疗机构注射疫苗和处置伤口等情况时有发生。

　　狂犬病又称恐水症,是由于被感染了狂犬病毒的狂犬或狂兽咬伤,其唾液中的病毒沾染伤口,侵入神经组织,经过10天～1年以上潜伏期而发病。典型临床表现为极度兴奋、恐水、怕风、怕光、怕声、咽肌痉挛、进行性瘫痪等,死亡率几乎达100%。如能及早清创并接种狂犬疫苗,可降低发病率和死亡率。因此,国家卫生健康委员会规定被猫狗等动物抓咬伤应采取三级防疫措施。

　　一级防疫:被猫狗舐舔、接触到没有损伤的皮肤,不需打狂犬疫苗(图6-11)。

　　二级防疫:伤口是被猫狗咬伤或抓伤,肉眼不能分辨出有没有出血,但皮肤表面有咬痕、抓痕或淤血(图6-12)。人体的毛细血管出血是人的肉眼看不到的。这类伤口属于二级防疫,必须注射狂犬疫苗。很多人都认为不需要注射疫苗,这种看法是错误的,看不见血并不等于没出血,这类伤口是有可能传染狂犬病的。

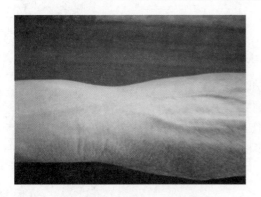

图 6-11 犬咬伤一级防疫

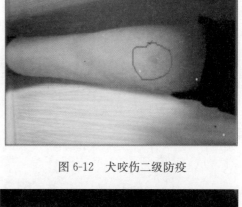

图 6-12 犬咬伤二级防疫

三级防疫：咬伤或抓伤的伤口流血或形成开放性伤口（图 6-13）。除了必须注射狂犬疫苗外，还要根据伤情增加注射狂犬病免疫血清或球蛋白。已经注射过疫苗的狗能够保证不被其他动物传染，但不能保证它不带菌，不传染给人。动物毕竟不是人，再宠爱也要与之保持一定距离，避免与之接触过于密切。

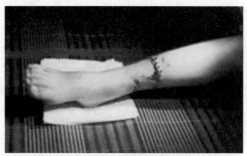

图 6-13 犬咬伤三级防疫

（二）狂犬病的识别

1. 有被狗咬伤史。

2. 有咬伤瘀点，周围红肿疼痛，伤口出血。

3. 严重者潜伏期多在 3 个月左右。典型病例临床过程有前驱期、兴奋期、瘫痪期，病程一般不超过 6 天。初起精神不振，微热头痛，食欲不振等，继而常有恐惧，对声、光、风、痛较敏感，早已愈合的伤口有麻、痒、痛及蚁行感；1～2 天后闻声则惊，轻微刺激即可引起抽搐，烦躁，口渴而不能饮水，极度恐水、闻水、见水、谈到饮水都能引起咽喉疼挛，且多汗流涎，排尿排便困难；后期下肢瘫痪，恐惧消失，痉挛停止，但表情冷漠，口不能闭，气息低微，继而昏迷，预后不良。

（三）犬咬伤的急救

1. **清创** 一旦被狗咬伤，应立即用肥皂水或大量流动的清水清洗伤口至少 15min（图 6-14）。尽可能多地去除伤口中的污物，减少病毒进入体内的数量，降低毒力。擦干后用 5％碘酊烧灼伤口，以清除或杀灭污染伤口的狂犬病毒。同时立刻赶到附近的医院，让医生根据伤情处理。

2. **深度处理** 较深的伤口，医生用注射器伸入伤口深部进行灌注清洗，做到全面、彻底。再用 75％

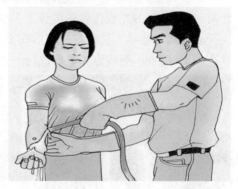

图 6-14 肥皂水和自来水冲洗法

乙醇消毒，继而用浓碘酊涂擦。局部伤口处理愈早愈好，即使延迟 1～2 天甚至 3～4 天也不应忽视局部处理，此时如果伤口已结痂，也应将结痂去掉后按上述方法处理。

3. 开放性伤口不宜包扎、缝口，应尽可能暴露。如果伤口必须包扎缝合，如侵及大血管，则应保证伤口已彻底清洗消毒，并已按上述方法使用抗狂犬病血清。

4.尽快注射狂犬疫苗

(1)注射狂犬疫苗一定要及时,最好在被狗咬伤的 24h 内接种,此时效果是最好的。

(2)具体注射时间分别于第 0、3、7、14、30 天进行肌内注射 1 支(2ml)疫苗,"0"是指注射第一支的当天,其余以此类推。

6-21 思维导图
犬咬伤

6-22 视频
狗咬伤的应
急救护

(3)狂犬病潜伏期一般为 1～3 个月,市民被咬伤后应尽早接种疫苗,暴露后数天甚至十几天的患者也必须接种狂犬疫苗,这样能够有效降低狂犬病发病风险。

八、蛇咬伤

【案例导入】

　　患者,26 岁,10min 前在山上摘杨梅时不慎被爬在杨梅树上的蛇咬伤,左手前臂外侧有数个伤口,有麻木、剧烈疼痛,皮下出现瘀斑和血疱(图 6-15)。

　　问题:如何处理蛇咬伤?

(一)蛇咬伤识别

一旦被蛇咬伤可直接导致呼吸和血液循环障碍,甚至死亡,因此早期识别、早期急救是挽救生命的关键。判断蛇是否有毒的方法如下:

1.看蛇的形态　毒蛇头部大多数呈三角形,身上有彩色花纹,上颌长有成对的毒牙,尾短而粗;而无毒蛇的头多数呈圆形,身上的色彩比较单调,尾巴细又长;另外,最好把咬伤人的蛇拿到医院让医师参考。

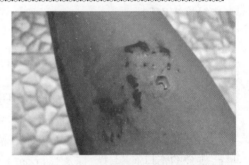

图 6-15　被毒蛇咬伤的伤口

2.看咬伤的部位　一般地,被毒蛇咬伤后伤员身上常有一对大而深的牙痕,有的是三四个牙痕;而被无毒的蛇咬伤后伤员身上多数没有牙痕,或有两列细小的牙痕。

3.看局部症状　被毒蛇咬伤后伤员多数有麻木、剧烈疼痛、皮下瘀斑,或有血疱、水疱。如果夜间不好判断,则按毒蛇咬伤进行处理。图 6-16 至图 6-23 供辨别时参考。

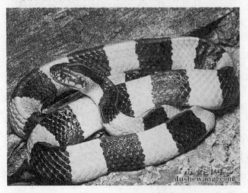

图 6-16　金环蛇

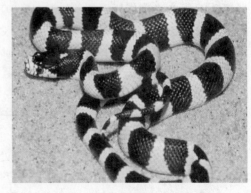

图 6-17　银环蛇

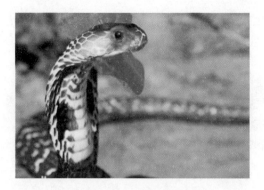

图 6-18　眼镜王蛇

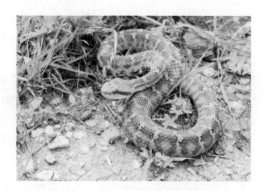

图 6-19　蝮蛇

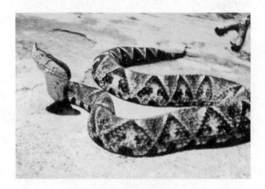

图 6-20　五步蛇

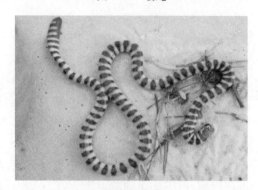

图 6-21　海蛇

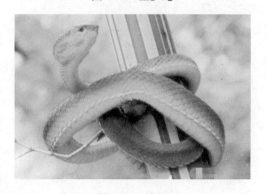

图 6-22　蝰蛇

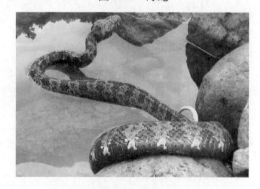

图 6-23　烙铁头

(二)毒蛇咬伤致伤机制

毒蛇的毒牙和毒腺可以分泌不同毒性的毒液。当毒蛇咬伤人体时,其毒液由沟牙或管牙注入人体,并通过淋巴、血液循环扩散,引起伤员局部和一系列的中毒症状。不同毒蛇的毒液不同,会对人体造成不同的伤害。毒液可分为神经毒、血液毒和混合毒三类。

1.神经毒表现　常见于被银环蛇、金环蛇和海蛇等咬伤。

(1)局部表现　被咬伤的局部症状轻,仅有麻痒感。

(2)全身表现　咬伤后1～4h出现全身中毒症状。病情迅速发展,主要为横纹肌弛缓性瘫痪,首先出现视物模糊、眼睑下垂、声嘶、言语和吞咽困难、共济失调、牙关紧闭,继而向肢体发展,侵犯呼吸肌导致呼吸肌麻痹,出现呼吸困难、呼吸衰竭、惊厥、昏迷。病程较短,如能度过1～2h危险期,则以后神经症状可消失。

2.血液毒表现　常见于被蝰蛇、五步蛇、竹叶青蛇等咬伤。

（1）局部表现　蛇咬伤后局部有肿痛、明显肿胀且向整个伤肢蔓延，伴有出血、水肿或局部组织坏死及局部淋巴结肿痛。

（2）全身表现　发热、心悸、烦躁不安、谵妄、心律失常，可出现鼻出血、便血、呕血、咯血、血尿、皮肤黏膜出血点和瘀斑，重者出现颅内出血、少尿或无尿。由于出血和溶血反应致贫血、黄疸、血红蛋白尿，严重者发生循环衰竭和急性肾功能衰竭，甚至发生弥散性血管内凝血。

3.混合毒表现　常见于被眼镜蛇、眼镜王蛇、蝮蛇等咬伤。可同时出现神经毒和血液毒的症状。

（三）蛇咬伤的急救

1.救治原则　千方百计减少蛇毒的继续吸收，增加蛇毒的排泄，尽早足量使用相应的抗蛇毒血清，对症处理，保护脏器。做到边伤口局部处理边拨打"120"电话，及时送医院处理。

2.现场伤口局部处理　一旦被毒蛇咬伤应保持镇静，不能大声呼叫或快速奔跑，以免加速蛇毒扩散。就地取材处理伤口，愈快愈好。

（1）拔毒牙　如果伤口内残留毒牙，一定要以最快的速度拔出，因为毒牙中含有大量的蛇毒。

（2）清洗　把伤口放到流动干净的水下面一直清洗，可以清除掉伤口表面的毒液。

（3）结扎　在伤肢近心端扎紧，松紧程度以能阻断静脉及淋巴回流，但不妨碍动脉血流为宜。

（4）伤肢处理　搁伤口下垂位，避免伤口高于心脏。伤口周围置冰袋冷敷减少蛇毒吸收，切勿切开、吸吮或挤压伤口。

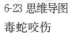

6-23 思维导图　　6-24 视频
毒蛇咬伤　　　　毒蛇咬伤的
　　　　　　　　应急救护

九、蜂蜇伤

【案例导入】

李同学 12min 前在学校球场边上活动，突然一群蜂向他暴露的右上肢叮咬，多处针刺伤，疼痛，伴痒，肿胀明显（图 6-24）。

问题：对该同学应如何处理？

蜂蜇伤是指蜂类昆虫的尾部毒刺蜇入皮肤后，释放出含有组胺、5-羟色胺、缓激肽、胆碱酯酶和抗原物质的毒汁，引起局部皮肤或全身反应。蜂毒可致神经毒、溶血、出血、肝或肾损害等作用，也可引起过敏反应。

（一）蜂蜇伤临床表现

蜂蜇伤常发生于暴露部位，如面、颈、手和小腿。轻症患者仅出现局部疼痛、灼热、红肿、瘙痒，少数有水疱形成，数小时后可自行消退，很少出现全身中毒症状。黄蜂或群蜂多次蜇伤病情较严重，局部

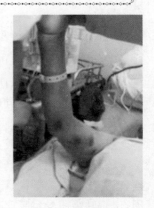

图 6-24　蜂蜇伤

肿痛明显,可出现瘀点和皮肤坏死,全身症状有头痛、头晕、恶心、呕吐、腹痛、腹泻、烦躁、胸闷、四肢麻木等,严重者可出现肌肉痉挛、晕厥、嗜睡、昏迷、溶血、休克、多器官功能障碍。对蜂毒过敏者即使单一蜂蜇也可引发严重的全身反应,可表现为荨麻疹、喉头水肿、支气管痉挛、窒息、肺水肿、过敏性休克、昏迷,甚至死亡。

6-25 思维导图
蜂蜇伤的急救

(二)急救措施

1.绑扎　立即绑扎被刺肢体的近心端,每隔 15min 放松 1 次,绑扎总时间不宜超过 2h。

2.拔出毒刺　首先检查有无滞留于皮肤内的毒刺,发现后立即小心拔除,方法是用胶布粘贴后揭起或用镊子将刺拔出(图 6-25)。若扎入皮肤的毒刺还附有毒腺囊,则不能用镊子夹取,以免挤入毒液而使反应加重,可以用尖细的针头或刀尖挑出毒刺和毒腺囊。

3.中和毒液　蜜蜂的毒液呈酸性,可选用肥皂水或 5%～10%碳酸氢钠溶液洗敷伤口;黄蜂的毒液呈碱性,可选用硼酸粉或食醋洗敷患处,以减轻局部症状。

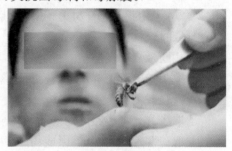

图 6-25　拔出毒刺

4.局部疼痛、红肿处理　局部红肿处可外用炉甘石洗剂以消散炎症,若红肿严重伴水疱渗液,可用 3%硼酸水溶液湿敷,疼痛严重时酌情使用止痛剂。四肢被蜇伤应减少活动,局部放置冰袋冷敷,以减少毒素吸收。可于患处周围以 1∶1 的比例皮下注射 2%利多卡因和地塞米松注射液 1 次。对于过敏反应,轻者可日服息斯敏 1 片,每日 1 次;或扑尔敏 4mg,每日 3 次。症状严重者应尽快送医院救治。

5.过敏休克处理　蜂蜇伤发生过敏性休克与蜂毒量常无绝对关系,在机体敏感性增高的前提下,即使一处蜇伤也可发生严重的过敏性休克。当发生过敏性休克时,立即拨打"120",保持呼吸道畅通。迅速建立静脉通路,输液可以改善全身及局部循环,同时还可以稀释和促进毒素的排泄。特别是呼吸困难者,给予高流量吸氧。若出现喉头水肿征象,马上配合医生进行气管切开。若出现病情恶化,呼吸、心搏骤停,立即胸外按压,途中不得终止,及至医务人员接替。

(三)预防蜂蜇伤

1.野外活动要穿长袖衣裤,戴面罩及手套,以免遭蜂蜇伤。野外工作不要穿花色衣服,尤其黄色衣物。

2.发现蜂巢应绕行,不要去捅蜂巢;蜂在飞行时不要追捕,以防激怒而被蜂蜇。

3.如果遇到蜂群攻击,应迅速用衣物保护好自己的头部,往反方向逃跑或原地趴下,若反击,会招致更多的攻击。

十、蚊虫叮咬伤

【案例导入】

患儿,12 岁,16min 前其母亲带患儿在小区玩耍,右手前臂发红点十余个,发痒而就诊。体检:脉搏 120 次/min,呼吸 22 次/min。神志清,痛苦表情(图 6-26)。

(一)蚊虫叮咬伤临床表现

蚊虫叮咬伤多见于夏秋季节,好发于暴露部位。身体对蚊虫叮咬后的毒素会产生过敏反应。表现为丘疹、风团或瘀点,亦可出现红斑、丘疱疹或水疱,皮损中央常有刺吮点,散在分布或数个成群。自觉奇痒、灼痛,一般情况下数天可消退,无全身不适,严重者可有恶寒发热、头痛、胸闷等全身中毒症状。

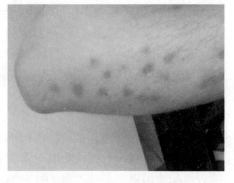

图 6-26　被蚊虫叮咬伤

(二)蚊虫叮咬伤简易处理措施

夏季,无论我们怎样努力预防,总是无法避免蚊虫送来的"红包"。在蚊虫叮咬后,我们可以就地取材,自己动手缓解瘙痒症状。

1.用西瓜皮反复擦拭蚊虫叮咬处,即可止痒,芦荟的汁液涂抹于患处亦可止痒。

2.取少量藿香正气水、绿药膏、花露水、无极膏、炉甘石洗剂涂抹被叮咬处,半小时左右,瘙痒即可减轻或消除。

3.取少许牙膏或碾碎的薄荷敷在被叮咬处,立刻会感到清凉惬意,痒意顿消。

4.取一两片阿司匹林,碾成粉末,用凉水调成糊状,涂抹于患处,也可减轻或消除瘙痒。

5.喝粥的时候,不妨等上几分钟,等粥的表面凝成了一层薄膜后,将其涂在蚊虫叮咬处,亦可止痒。

6.被蚊虫叮咬后,可以用肥皂或小苏打稀释后局部中和蚊虫酸性毒素减轻红肿,同时还可止痒。

7.如果皮肤并发感染可以用抗菌素,如红霉素药膏涂抹在叮咬处。

8.如果瘙痒较严重亦可口服抗组胺药物。在日常护理方面需注意避免过度搔抓,反复搔抓可刺激皮疹加重。尽量避免进食辛辣、刺激性食物。

(三)蚊虫叮咬伤的防治

1.改善环境卫生,家庭应安装蚊帐、纱门、纱窗等防蚊设备,适时使用蚊香、电子驱蚊器、电蚊拍、防蚊灯等装备,科学使用质量合格的杀虫喷雾剂对房间实施灭蚊处理。

6-26 思维导图 蚊虫叮咬伤的急救

2.每年 6—8 月份,我国南方夏季高发登革热,避免前往登革热流行地区旅游,如需前往应尽可能着浅色长裤,使用驱避剂避免蚊虫叮咬,并选择有完善防蚊设备的宾馆入住。

3.蚊子一般选择小型积水容器繁殖,尤其 6—7 月份梅雨季节,清除房屋四周和家中积水容器等,预防蚊子滋生。

【能力检测】

(一)单项选择题

1.中暑患者的治疗,首先采取的措施是　　　　　　　　　　　　　　　　　　(　　)

　　A.撤离高温环境至阴凉通风处　　　　　　B.立即静脉输液

　　C.头部降温,保护脑细胞　　　　　　　D. 用氯丙嗪静注降温

2.中暑时发生痛性痉挛,最常见的肌肉是　　　　　　　　　　　　　　（　　）

　　A.腹直肌　　　　　　B.胸大肌　　　　　C.腓肠肌　　　　D.肠平滑肌

3.男性,农民,56岁,中午在烈日下进行田间劳动,1h后感恶心、头晕、头痛,面色苍白,大

　　汗淋漓,脉速,呼吸浅快,意识不清,应考虑　　　　　　　　　　（　　）

　　A.热衰竭　　　　　　B.热痉挛　　　　　C.热射病　　　　D.日射病

4.某患者在高温环境中劳动后出现胸闷、口渴、面色苍白,冷汗淋漓,体温 37.5℃,以下护

　　理措施哪种不当　　　　　　　　　　　　　　　　　　　　　（　　）

　　A.立即移至阴凉通风处　　　　　　　　B. 取平卧位

　　C.建立静脉通道　　　　　　　　　　　D.头部置冰帽,四肢用冰水敷擦

5.被犬咬伤后注射疫苗的最佳时间是　　　　　　　　　　　　　　（　　）

　　A.1h 后　　　　　　B.12h 后　　　　　C.24h 后　　　　D. 越早越好

6.被犬咬伤后规范注射疫苗时间是　　　　　　　　　　　　　　　（　　）

　　A.分别于第 1、5、8、12、18 天　　　　B. 分别于第 0、5、8、12、18 天

　　C.分别于第 0、3、7、14、30 天　　　　D.以上都不是

7.处理被犬咬伤的伤口下列哪项措施是错的　　　　　　　　　　　（　　）

　　A.应尽早注射狂犬疫苗,越早越好

　　B.对较深的伤口,用注射器伸入伤口深部进行灌注清洗,做到全面、彻底

　　C.早注射比迟注射好,迟注射比不注射好

　　D.对较深的伤口立即缝口,用止血带扎紧,防止继续出血

8.家里人被犬咬伤,第一步正确的救治措施是　　　　　　　　　　（　　）

　　A.先用 75％酒精擦拭伤口

　　B.用 20％的肥皂水和自来水轮流反复冲洗伤口至少 15min

　　C.用注射用水冲洗 5min

　　D.以上都对

9.蛇毒性质及中毒症状分　　　　　　　　　　　　　　　　　　　（　　）

　　A.一类　　　　　　　B.二类　　　　　　C.三类　　　　　D. 四类

10.一旦被毒蛇咬伤以下现场处理措施哪种是错误的　　　　　　　（　　）

　　A.一旦被毒蛇咬伤,快速奔跑,伤口血可以快速流出

　　B.一旦被毒蛇咬伤,保持镇静

　　C.搁伤口下垂位,静置,限制活动

　　D.把伤口放到流动、干净的水下面一直冲洗

11.肢体被蛇咬伤后正确的结扎部位是　　　　　　　　　　　　　（　　）

　　A.在肢体的远心端　　　　　　　　　　B. 在肢体的近心端

　　C.在肢体远心端 1/3 处　　　　　　　　D. 在肢体远心端 1/2 处

12.一般容易被蜂蜇伤的部位是　　　　　　　　　　　　　　　　（　　）

　　A.头顶部　　　　　　　　　　　　　　B.腹部

　　C.腋下、腹股沟　　　　　　　　　　　D.暴露部位,如头、颈、面部

13.被蜂蜇后绑扎被刺肢体的位置是　　　　　　　　　　　　　　（　　）

　　A.绑扎被刺肢体的近心端　　　　　　　B. 绑扎被刺肢体的远心端

C. 绑扎被刺肢体越远越好　　　　　　　D. 不能绑扎被刺肢体处

14. 被蜂蜇伤绑扎总时间不宜超过　　　　　　　　　　　　　　　　　　（　　）
　　A. 2h　　　　　　　B. 3h　　　　　　C. 0.5h　　　　　　D. 1h

15. 南方地区最常见的蚊虫有　　　　　　　　　　　　　　　　　　　　（　　）
　　A. 白纹伊蚊、中华按蚊、致倦库蚊　　　B. 埃及伊蚊
　　C. 煞蚊　　　　　　　　　　　　　　　D. 库蚊

16. 登革热和黄热病的重要媒介是　　　　　　　　　　　　　　　　　　（　　）
　　A. 白蚊伊蚊　　　　B. 中华按蚊　　　C. 埃及伊蚊　　　D. 煞蚊

17. 被蚊虫叮咬后下列哪项措施是错的　　　　　　　　　　　　　　　　（　　）
　　A. 牙膏里含有薄荷成分,而薄荷里的龙脑本身就具有清凉止痒的功效
　　B. 取一两片阿司匹林,碾成粉末,用凉水调成糊状,涂抹于患处,也可减轻或消除瘙痒
　　C. 用西瓜皮反复擦拭蚊虫叮咬处,即可止痒;芦荟的汁液涂抹于患处亦可止痒
　　D. 用流动水冲洗至少15min,有清凉止痒功效

(二)填空题

18. 被犬咬伤时,患者可拨打＿＿＿＿电话联系求救,并及时送达医院做进一步规范处置。

19. 首次注射疫苗的最佳时间是被咬伤后的＿＿＿＿h内。

20. 蛇毒毒液分为＿＿＿＿＿、＿＿＿＿＿和＿＿＿＿＿三大类。

21. 蜂蜇伤立即绑扎被刺肢体的＿＿＿＿端,每隔＿＿＿min松开一次,绑扎总时间不宜超过＿＿＿＿h。

22. 常见蜜蜂的毒液呈＿＿＿＿性,黄蜂的毒液呈＿＿＿＿性。

(三)简答题

23. 重症中暑四种类型的临床特征分别是什么？如何进行现场急救？

24. 简述淹溺的急救措施。

25. 简述电击伤的现场救护措施。

26. 简述烧烫伤的急救措施。

27. 简述冻伤的急救措施。

28. 简述交通事故伤的急救原则。

29. 狂犬病起因是什么？被犬咬伤患者有哪些表现？

30. 被犬咬伤的自救方法有哪些？

31. 蛇咬伤时患者有哪些主要临床表现？

32. 蛇咬伤的现场简单急救方法有哪些？

33. 简述蜜蜂蜇伤的局部处理措施。

（刘桂娟　王国文）

任务七　灾难救护

一、认识灾难

7-1 思维导图
灾难救护

7-2 PPT
灾难救护

近年来随着社会经济的发展和人类活动能力的增强，生态环境的日益恶化，各种灾难事件，如地震、火灾、洪水、台风等频繁发生。我国也是一个灾难众多且频发的国家，如1994年的克拉玛依大火、1998年的特大洪水、2008年的大雪灾和四川汶川大地震等。每年有成千上万的人受到各种类型灾难的影响，这些灾难严重制约了社会和经济的发展，对人民的生命和财产安全构成了巨大的威胁。如何有效预防、应对灾难是当今医学面临的重要课题。而健康从业人员作为医疗救援队伍中的主力军，需要拥有足够的经验、知识和技术，才能更好地应对各种灾难发生时的医疗救援需求，从而减少灾难造成的人员伤亡，提高受灾人群的生理和心理健康水平。

（一）概念

灾难是对一个社区或社会功能的严重破坏，包括人员、物资、经济或环境的损失和影响，这些影响超过了受灾社区或社会应用本身资源应对的能力。这一定义强调了不管是自然灾害还是人为事件，其破坏的严重性超出了受灾地区本地资源所能应对的限度，需要国内或国际的外部援助以应对这些后果，而一般本地可以应对的突发事件就不属于灾难的范畴。

（二）分类

1. **自然灾害**　指人类赖以生存的自然界所发生的异常现象而引发的突发性灾害，主要包括地震、泥石流、洪水、海啸、风暴、火山爆发、台风、滑坡、崩塌、旱灾等。

（1）地震　地震是造成人员死亡最多的自然灾害之一。我国地处环太平洋构造带与地中海喜马拉雅构造带交汇部位，地壳活动剧烈，是世界范围内地震的高发地区。我国地震分布非常不均匀，西部频度高、强度大，是地震多发区。近几十年来，我国发生过四次强烈的地震：①1976年7月28日发生在河北省唐山市的里氏7.8级地震，造成24万人死亡，16万多人伤残，直接财产损失达30亿元以上；②2008年5月12日发生在四川汶川、北川的里氏8.0级地震,造成 69227 人遇难,374643 人受伤,17923 人失踪;③2010 年 4 月 14 日上午 7 时发生在青海省玉树藏族自治州玉树县里氏 7.1 级地震,造成 2698 人遇难,失踪 270 人;④2017 年 8 月 8 日 21 时 19 分在四川省北部阿坝州九寨沟县发生 7.0 级地震,造成 25 人死亡,525 人受伤,6 人失联,176492 人受灾。地震不仅直接威胁着人类的生存,还会引发海啸、泥石流、滑坡、堰塞湖等次生灾害,这些次生的间接灾害所造成的损失也是非常巨大的。

(2)泥石流　　泥石流是由暴雨、冰雪融水、江河泄洪等导致的带大量泥沙石块等固体物质的洪流,多发生于山区,是一种对生态环境、人类生活造成严重破坏的地质灾害。

(3)洪水　　洪水是河流、湖泊、海洋等水体水量迅猛增加,水位急剧上涨超过常规水位的自然现象。洪水自古以来就被视为自然灾害的元凶,洪水经常威胁沿河、滨湖、近海地区人们的安全。

(4)海啸　　若地震发生于海底,因震波的动力而引起海水剧烈起伏,形成强大的波浪,将沿海地带一一淹没的灾害,称为海啸。海啸是一种具有强大破坏力的海浪,海啸造成人身伤害最多的是海水淹溺。

(5)风暴　　泛指强烈天气系统过境时出现的天气过程,特指伴有强风或强降水的天气系统。例如雷暴、龙卷风(海上的称为龙吸水)、台风、热带气旋、热带风暴等,其中对人类危害最大的是台风。

(6)火山爆发　　火山爆发是地球内部灼热岩浆在强大压力的作用下,沿着地壳的薄弱地带冲出地面的地质变化现象。火山爆发对人体的危害主要是通过熔岩流、火山碎屑流、火山灰、泥石流、火山气体、海啸等造成伤害。

2.社会性灾难　　社会性灾难又称为人为灾难,是指人为原因引起重大的、突发性的灾害性事件,既包括事故灾难(如交通运输事故、公共设施损坏、环境污染和生态破坏等事件),又包括社会安全事件(如恐怖袭击事件、经济安全事件)等。

3.生物性灾难　　是指由生物性因素引起的对人们造成巨大危害的灾害性事件,主要包括各类传染性疾病。传染性疾病一般是指各种病原体引起的能在人与人、人与动物、动物与动物之间相互传播的一类疾病。病原体中大部分是微生物,小部分为寄生虫,由寄生虫引起者又称寄生虫病。

4.技术性灾难　　是指人们在应用工业技术中出现行为失当或管理失误引发的对生命财产、公共卫生或环境构成突然威胁的突发灾难。

(三)分级

按照事故的性质、严重程度、可控性和影响范围等因素,可将灾难事故分为四级:Ⅰ级(特重大),死亡人数在 100 人以上,用红色表示;Ⅱ级(重大),死亡人数在 50～100 人,用橙色表示;Ⅲ级(较大级),死亡人数在 30～50 人,用黄色表示;Ⅳ级(一般级),死亡人数在 30 人以下,用蓝色表示。

(四)灾难现场救护原则

灾难现场的救护应以整体救护为原则,实施全面救护与重点救护相结合的救护模式。"快"是救治伤员的首要要求,但在快的同时也要抢救得法,强调时间与救治效率相结合,最大限度地减少伤病员的疾苦,减少死亡,降低致残率,为医院抢救打好基础。所以,灾难救护要注意以下几个方面:

1.临时组织现场救护小组　　快速组织现场救护小组,统一指挥,并向上级汇报救援情况,加强灾难事故现场的一线救治,这是保证抢救成功的关键措施之一。

2.先救命,再治伤　如遇到呼吸停止又有骨折的伤员,应首先进行心肺复苏,直至心跳呼吸恢复后,再固定骨折。遇到大出血又有创伤的伤员,应首先用止血带或药物等手段止血,然后再消毒包扎。

3.先重伤,后轻伤　这个原则在事故的抢救工作中常被受到干扰,往往被轻伤的喊叫所迷惑而导致危重伤员的抢救被延误。

4.先抢后救,抢中有救　救护员应尽快使伤员脱离事故现场,并进行急救。

5.先分类,再后送　对于有大出血、内脏损伤、颅脑损伤的伤员,若未经分类或任何医学急救处置就直接后送,将会造成不应有的死亡。

6.医护人员以救为主,其他人员以抢为主　各负其责,相互配合,以免延误抢救时机,同时所有的救灾人员都应重视保护自己。

(五)灾难应急救护的特点

1.现场混乱　由于事件发生突然,现场混乱,车辆拥挤,道路堵塞,人员惊恐,整个现场处于无序状态。

2.救护条件艰苦　现场公用设施瘫痪,缺电、少水,通信受阻,生态环境遭到严重破坏,食物药品不足,生活条件十分艰苦。现场还可能有火、气、毒、水、震、滑坡、泥石流、爆炸、疫情等危险隐患,给救护带来很大困难。

3.伤病员众多　突发事件中,伤病员常常大批量出现,且伤情严重,很多是多发伤、复合伤,增加了应急救护的难度。

(六)伤员的心理救援

灾难事件造成严重的经济损失,生命受到威胁,日常生活被严重影响,这种急剧的变化势必使伤员的心理受到极大的打击,导致一系列的心理问题,从而影响伤员的康复,所以我们救护员需要及时了解伤员的心理状况,给予有效的心理安慰。根据以往的研究报道和灾后救援的经验,可以将灾后伤员的心理应激反应分为三个阶段。

1.急性应急阶段(回避期)　在灾难发生的一周以内,灾民对突然发生的灾难感到震惊,情绪大多处在恐惧与焦虑状态,特别缺乏安全感、信任感。

2.慢性应急阶段(面对期)　在灾难发生的一周到三个月之间,灾民此时主要表现为对失去事物的追忆与哀悼,渐渐可以接受灾难发生的事实,但不少人还心有余悸,不断回想灾难发生时的场景。

3.心理恢复重建阶段(适应期)　在灾难发生后三个月到几年的时间,灾民需要的是与原来正常的生活重新产生联结。大多数灾民此时已投入到重建家园的工作与活动中去,灾难对他们的影响慢慢减小,身心健康得以恢复。救护员在照顾此类伤员时要注意以下几点:

(1)尽量为伤员创造良好的治疗和休养环境。

(2)鼓励他们宣泄自己的情绪,树立战胜创伤的信心。

(3)帮助伤员建立社会支持系统。

(4)丰富伤员的精神生活。

当然,对于心理问题较严重的人员,要进行积极的心理治疗,如采取放松训练、生物反馈治疗、认知行为疗法等。

二、火灾救护

【案例导入】

　　2010 年 11 月 15 日下午 2 点 15 分,上海市静安区胶州路一幢 28 层公寓楼发生特别重大火灾事故,共造成 53 人死亡,70 人受伤(图 7-1)。

　　问题:在火灾中该如何进行自救? 应对伤员实施哪些救护措施?

　　在各类自然灾害中,火灾是不受时间、空间限制,发生频率较高的灾害,也是威胁公众安全和社会发展的主要灾害之一。常因闪电、雷击、风干物燥等因素导致森林大火或建筑物失火,也可由于生产、生活中不慎、战争或故意纵火等原因引起火灾。在现代社会中,引发火灾的因素逐渐增加,家庭使用的电器、煤气、电线、石油化学工业中的大批危险品等都可能引起火灾或爆炸。世界卫生组织对近年来发生的火灾进行统计显示,全世界平均每年有 2070 多万人在大火中丧生,受伤的更难以计数了。美国消防协会公布的一份调查报告指

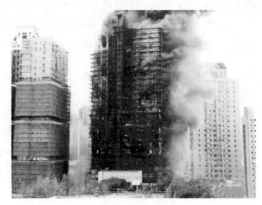

图 7-1　火灾现场

出,在给人类造成的众多危险中,火灾是威胁最大的一种。

(一)分类

　　按照一次火灾事故所造成的人员伤亡、受灾户数和财物直接损失金额,依据国务院 2007 年颁布的《生产安全事故报告和调查处理条例》中规定的生产安全事故等级标准,消防部门将火灾划分为特别重大火灾、重大火灾、较大火灾和一般火灾四个等级(表 7-1)。

表 7-1　火灾分级标准

分　级	标　准
特别重大火灾	30 人以上死亡,或者 100 人以上重伤,或者 1 亿元以上直接财产损失的火灾
重大火灾	10 人以上 30 人以下死亡,或者 50 人以上 100 人以下重伤,或者 5000 万元以上 1 亿元以下直接财产损失的火灾
较大火灾	3 人以上 10 人以下死亡,或者 10 人以上 50 人以下重伤,或者 1000 万元以上 5000 万元以下直接财产损失的火灾
一般火灾	3 人以下死亡,或者 10 人以下重伤,或者 1000 万元以下直接财产损失的火灾

注:"以上"包括本数,"以下"不包括本数。

(二)火灾现场特点

　　火灾不仅烧毁财物造成严重的经济损失,而且可以致人死伤、残障和心理创伤。发生火情时,火场烟雾的蔓延速度是火的 4～6 倍,烟雾流动的方向就是火势蔓延的途径。浓烟烈火升

腾,严重影响了人们的视线,使人看不清逃离的方向而陷入困境。

烟雾中毒窒息是火灾致死的主要原因。火灾中被浓烟熏呛窒息致死的人数是直接被火烧死人数的几倍。一些火灾中,被"烧死"的人实际上是先烟雾中毒窒息死亡后遭火烧的。浓烟致人死亡的主要原因是一氧化碳中毒。人吸入一氧化碳的允许浓度为0.2%,当空气中一氧化碳浓度达1.3%时,人吸入两口就会失去知觉。

常用的建筑材料燃烧时所产生的烟雾中,一氧化碳的含量高达2.5%。火灾中的烟雾里还含有大量的二氧化碳。在通常情况下,二氧化碳在空气中约占0.06%,当其浓度达到2%时,人就会感到呼吸困难,达到6%~7%时,人就会窒息死亡。聚氯乙烯、橡胶、尼龙、羊毛、丝绸等原料和物品燃烧时,能产生剧毒气体,对人的威胁更大。

救护员应掌握火场烟雾的特点、火场烟雾中毒的表现、火灾的扑救措施、如何报警以及火灾的救护要点,以便及时、有效、科学地施救。

(三)火灾时受困人员的心理特点

1.都有共同关心的问题而聚集在一起　该团体是临时、偶然产生的,是一个没有任务分担的团体,易于受周围人的感情所支配。

2.恐慌,愿意靠近人群　由于特殊原因人们汇集到一起,遇到火灾时的烟雾、停电、嘈杂等状况,常常会导致恐慌。当人们对情况无法做出冷静的判断时,往往会返回到来时的路线上。

3.朝着光亮处　人们对黑暗大都有一种不安的感觉,因此,当突如其来的烟雾遮挡住视线时,习惯上都会朝着有亮光的方向逃跑。

4.回避危险　有烟和火时,人们往往朝着看不见烟和火的方向逃跑,当没有其他逃生办法时,可能会采取从高处跳下等冲动行为。

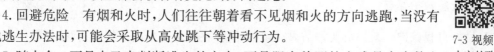

7-3 视频
火灾的致死
原因及危害

5.随大众　不是自己来判断逃生的方向,而是跟在前面的人或是大多数人的后面,胡乱选择逃生方向。

(四)火灾避险原则

火灾避险原则是报警、扑救、撤离。

1.报警　不论何时何地,一旦发现火灾,立即向"119"报警。报警内容:单位、地址、起火部位、燃烧物质、火势大小、有无人员被困、进入火场路线以及联系人姓名、电话等,并派人到路口接应消防车进入火场。

2.扑救　火灾初起阶段具有火势较弱、燃烧面积不大、烟雾流动速度慢、火焰辐射热量小、周围物品和建筑物温度上升不快等特点。这个阶段要及时组织力量,利用消防器材将火扑灭,争取灭早、灭小、灭了。据统计,70%以上的火灾都是现场人员扑灭的,如果不"扑救"后果不堪设想。

(1)电器着火要立即切断电源,用干粉或气体灭火器灭火,不可泼水。

(2)油锅着火要迅速关闭燃气阀门,盖上锅盖或湿布,还可以把切好的蔬菜倒在锅里。

(3)室内的沙发、棉被等物品着火,可立刻用水浇灭。

(4)液化气罐着火应立即关闭阀门,可用浸湿的被褥、衣物等捂盖。

(5)身上着火时,切记不要奔跑,立即躺倒,翻滚灭火或跳入就近的水池,其他人也可用厚重衣物或被子覆盖着火部位灭火。

3.撤离　如果火势较大,超过自己的扑救能力时,应想方设法尽早撤离。起火后,一氧化碳已经超过人体的允许浓度,而空气中氧含量又迅速下降,火场温度已接近 400℃左右,此时人在火场是相当危险的,要迅速逃生。

(1)保持镇静　选择正确的逃生路线和逃生方法。面对浓烟和烈火,要保持镇静,迅速判断,确定逃生的路线和方法,尽快撤离险地。一般建筑物都有两个以上逃生楼梯、通道或安全出口,这些是火灾发生时最重要的逃生之路。

(2)简易防护,匍匐逃生　可用湿毛巾捂住口鼻,保护呼吸道,防止窒息。烟雾较空气轻,人要贴近地面撤离。还可往头部、身上泼冷水或用浸湿的棉被、毯子等将头、身裹好撤离。

(3)利用阳台、窗口逃生　利用身边结实的绳索或用床单、窗帘、衣服等自制简易救生绳,用水打湿,一端拴在门窗栏杆或暖气设施上,另一端甩到楼下,沿绳索滑到安全楼层或地面。

(4)建立避难场所,等待救援　室外着火,如果房门已烫手,切勿贸然开门。应关紧迎火的门窗,用湿毛巾堵塞门缝或用水浸湿棉被蒙上门窗,防止烟火渗入。固守在房内,直到救护员到达。

(5)发出信号,寻求援助　被烟火围困暂时无法逃离的人员,白天向窗外晃动鲜艳衣物,夜晚用手电筒或敲击物品的方法,及时发出求救信号。

(6)万不得已被迫跳楼时要缩小落差　若楼层不高,被迫跳楼时,先扔下棉被、海绵床垫等物,然后爬出窗外,手扶窗台,身体自然下垂,尽量缩小落差。落地前要双手抱紧头部,身体蜷缩,以减少损伤。

(五)应急救护要点

1.做好自我保护　救护员要评估火灾现场环境,在确保安全的前提下,救护伤员。

2.迅速转移伤员　迅速转移伤员,将伤员置于安全、通风处,解开衣领、腰带,适当保温。出入烟雾较重的地方,救护员应采取有效的自我防护措施。

3.立即抢救生命　保持伤员呼吸道通畅,对呼吸心搏骤停者实施心肺复苏。面部、颈部、胸部周围有无烧伤,鼻毛是否烧焦,声音是否嘶哑,判断伤员是否有呼吸道烧伤。对有骨折、出血及颅脑、胸腹部损伤者,给予相应处理。

4.气体中毒的救治(详见急性中毒的救护章节。)

5.保护烧伤创面　立即用流动的清水冲洗烧伤部位,迅速脱去或剪开粘连的衣服,防止创面污染。摘除饰物,暴露创面。尽量不要弄破水疱,保护表皮,防止创面污染。创面要用清洁的被单或衣服简单包扎,严重烧伤者不需要涂抹任何药物。手足被烧伤时,应将各个指、趾间加敷料后再包扎,以防粘连。

6.伤员转运　伤员经应急救护后,应尽快送往医院救治。护送前及护送途中要注意防止休克。搬运时动作要轻柔,平稳,尽量减少伤员痛苦。伤员口渴可饮烧伤饮料或淡盐水。

(六)注意事项

1.进入人员密集场所或下榻宾馆、酒店时要注意安全通道、紧急出口位置。

2.发生火灾时,果断采取正确的逃生路线和方法。不要拥挤,不要乘坐电梯,不要轻易跳楼。

3.火场尽量避免大声呼喊,防止有毒烟雾及高温气体进入呼吸道。身上着火,就地翻滚灭火,并迅速脱去着火衣物,切勿站立喊叫,不应用手去拍打,以免烧伤双手。

4. 在火场中,当失去自救能力时,尽量靠墙或通道躲避,便于消防人员营救。因为消防人员进入室内救援时,大都是沿墙壁摸索行进的。

5. 发生火灾时不要因贪恋财物而贻误逃生良机。

6. 家中要备有家用灭火器、逃生绳、手电筒、简易防烟面具,做到有备无患。

7. 制定单位和家庭火灾应急预案,熟悉逃生路线。

8. 掌握消防器材的使用方法。

(七)火灾后的卫生防疫

1. 火灾后的卫生防疫工作

(1)做好尸体挖掘、搬运和掩埋、火葬的卫生防疫工作。

(2)寻找水源,检验水质,进行饮水消毒。

(3)大力组织杀灭蚊蝇、老鼠活动。

(4)搞好饮食卫生,防止食物中毒。

(5)防寒、防暑,搞好环境卫生。

2. 为防止火灾事故对公共卫生造成的危害,应做好以下几个方面的工作:

(1)迅速扑灭火灾、控制爆炸、制止泄漏,从根本上消除污染源。

(2)清理残火,实施监控,防止复燃。

(3)对散落在地面的化学危险品进行回收,妥善存放。

(4)对溢流在地面、水面上的易燃、可燃或危险性液体进行筑坝拦截、回收和掩埋。

(5)对受毒害性、放射性物质污染的区域进行甄检和消毒。

(6)清除废墟、垃圾,改善环境卫生条件。

7-4 视频　　　　　7-5 视频
火灾的逃生　　　　火灾的预防
与自救

三、地震救护

【案例导入】

2008 年 5 月 12 日 14 时 28 分 04 秒发生的 8.0 级地震(图 7-2),震中位于四川省汶川县映秀镇与漩口镇交界处,受灾范围波及多个城市,截至 2008 年 9 月 22 日 12 时,因地震受伤住院治疗累计 96544 人,经国务院批准,自 2009 年起,每年 5 月 12 日为全国"防灾减灾日"。

问题:在地震中该如何进行自救? 应对伤员实施哪些救护措施?

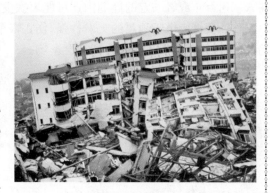

图 7-2　地震现场

（一）概述

1.定义 地震是地壳在能量释放过程中发生的急剧破裂而产生的在一定范围内引起地面震动的自然现象。地震是发生突然、危害最大的一种自然灾害，具有突发性和不可预测性。我国处于地震多发地带，从古至今发生过无数次大大小小的地震。地震可以引起严重的破坏，造成大量的人员伤亡，所有这一切在瞬间即可发生，震中灾区现场需要立即进行紧急医学救援。

2.地震前兆识别

（1）微观异常前兆 指通过仪器测定获得的异常信息，如地壳形变异常、地磁异常、地电异常、电磁波异常、水化学异常等。

（2）宏观异常前兆 宏观异常前兆主要是指人们可以听到、感觉到的一些自然现象，如大震前的小震、气象异常、动物行动异常、地下水异常、地声和地光等。

（二）地震灾害特点

地震作为一种自然现象，当它达到一定程度，人们对它没有足够的抵御能力时，便可造成灾害。地震越强，人口越密，抵御能力越低，灾害越重。与水灾、旱灾等其他自然灾害相比，地震灾害具有以下特点：

1.突发性及难以预见性 地震发生十分突然，且持续时间往往只有几十秒，在如此短的时间内可以摧毁一座文明的城市。事前没有明显的预兆，以致来不及逃避，造成巨大灾难。

2.破坏性及灾难性 地震波到达地面以后造成大面积的房屋和工程设施的破坏，若发生在人口稠密、经济发达地区，往往造成大量的人员伤亡和巨大的经济损失。

3.次生灾害的频发性 地震发生后，除产生严重的直接灾害，还会引起一系列次生灾害，如水灾、火灾、山体滑坡、海啸、瘟疫等。

4.防御的艰巨性 地震的预报是一个世界性的难题，建筑物抗震性能的提高需要大量的资金投入，且需要全社会长期艰苦细致的工作，因此地震灾害的预防比其他一些灾害要困难。

5.持续性 主震之后的余震往往持续很长一段时间。此外，由于破坏性大，使灾区经济恢复和重建的周期比较长。

6.周期性 地震灾害对同一地区来讲具有准周期性，也就是说，若某处发生过强烈地震，在未来几百年或者一定的周期内还可能再次发生。

7.社会性 由于地震的突发性强、伤亡惨重、经济损失巨大，且对人们心理上可造成巨大的冲击，这些都可能造成较大的社会影响。

（三）各种场所避震

地震发生是瞬间之事，一次地震持续时间数秒至数十秒。地震时就近躲避、震后迅速撤离到安全地方是避震较好的方法。

1.室内避震

（1）迅速躲在低矮、坚固的家具旁或承重墙墙角等易形成避震空间的地方。

（2）躲进开间小、有支撑物的房间，如卫生间、储藏室等。

（3）不要跳楼，也不要滞留在床上。

（4）不要到外墙边、窗边或阳台上避震。

（5）不要躲在楼梯处和电梯里。如果发生地震时人在电梯里，应尽快离开；若门打不开要抱头蹲下,抓牢扶手。

2.学校避震

(1)上课时发生地震,要在老师指挥下迅速抱头、闭眼,躲在各自的课桌旁边。震后迅速有序撤离。

(2)在操场或室外时,可原地蹲下,双手保护头部,注意避开高大建筑物或危险物。

(3)不要跳窗、跳楼和在楼梯处停留。

3.公共场所避震

(1)震时就近在牢固的物体旁蹲伏,震后有序撤离,避免拥挤。不要乘坐电梯,不要在楼梯处停留。

(2)在体育场馆、影剧院内,就地蹲下或趴在排椅旁,用书包等物保护头部,注意避开悬挂物。

(3)在商场、展览馆、饭店等处,要选择内墙角、柱子旁、结实的柜台、商品(如低矮家具等)旁,迅速蹲下。避开玻璃柜台、门窗和橱窗,避开高大不稳和摆放重物、易碎品的货架,避开广告牌、吊灯等高耸物或悬挂物,同时保护好头部。

(4)在公交车上,要抓牢扶手,降低重心,躲在座位附近。

4.户外避震

(1)就地选择开阔地蹲下或趴下,不要立即返回室内。

(2)避开高大建筑物,特别要避开有玻璃幕墙的建筑、过街桥、立交桥、高大的烟囱、水塔等。

(3)避开危险物,如变压器、电线杆、路灯、广告牌等。

(4)避开其他危险场所,如生产危险品的工厂、储藏易燃易爆品的仓库等。

(5)如果在野外,不要在山脚下、悬崖边停留。遇到山崩、滑坡,要向垂直于滚石前进的方向跑。

(6)要避开河边、湖边、海边,以防河堤坍塌、溃坝,出现洪水或海啸。

(7)避开桥面或桥下,以防桥梁坍塌。

(四)地震伤员伤情特点

1.地震现场伤亡人员多,按急救"先重伤、后轻伤、先救命、后治病"的原则抢救伤员。

2.伤情重而复杂

(1)骨折及软组织的损伤 地震灾害中骨折损伤占所有损伤的50%以上,其中以四肢骨折占多数,下肢伤多于上肢伤,闭合性骨折占90%以上。

(2)多发伤 意外灾害最容易造成多发伤,妥善的现场急救是挽救伤员生命的重要保证,它与伤员预后密切相关。救治工作原则是保存生命第一,恢复功能第二,顾全解剖完整性第三。

(3)挤压综合征 是指人体四肢肌肉丰富部位,遭受重物长时间挤压,在挤压解除后出现的以肢体肿胀、肌红蛋白尿、高血钾为特点的急性肾衰竭。应急救护要注意以下几个方面:

1)抢救人员应迅速进入现场,力争尽早解除伤员身上的重物压迫,减少挤压综合征的发生。

2)伤员的伤肢可稍加固定限制活动,以减少组织分解、毒素吸收及减轻疼痛。

3)伤肢用凉水降温或暴露在凉爽的空气中,禁止按摩与热敷。

4)伤肢不要抬高,以免影响血液循环。

5)伤肢有开放性伤口和活动出血者应止血。

(五)地震现场救护

1. 救护原则

(1)快速救人,先近后远　时间就是生命,随着时间的延长,抢救成功率迅速下降。

(2)先救容易救的人　这样可以尽快扩大救援队伍,加快救援速度。

(3)先挖后救,挖救结合　在基本查明人员被埋情况后,应立即组织骨干力量,建立抢救小组,就近分片展开救援。一般群众以挖为主,医护人员以救为主。抢挖、急救、运送进行合理分工,提高抢救效率。

(4)先救命,后治伤　优先抢救生命垂危的伤员。

(5)检伤分类　对需要进行医疗救护的伤员,必须检伤分类,分清轻重缓急,对危及生命的重伤员先行抢救。

(6)根据伤情采取不同的救护方法　脊柱骨折在地震中十分常见,救护过程中要特别注意避免造成脊髓损伤。

(7)心理援助　救护中应体现人文关怀,积极开展心理援助工作。

2. 应急救护

(1)震后自救

1)要树立生存信念,相信有人来救你,千方百计保护自己。

2)判断所处位置,改善周围环境,扩大生存空间,寻找和开辟脱险通道。

3)保证呼吸畅通,闻到异味或尘土较多时,用湿衣服捂住口鼻。

4)不要大喊大叫,尽量保存体力。听到动静时,用砖头、铁器等物敲击铁管和墙壁或吹响口哨,发出求救信息。

5)尽量寻找和节约食物、饮用水,设法延长生命,等待救援。

6)如有外伤出血,用衣服进行包扎;如有骨折,就地取材进行固定。

(2)震后互救

1)对埋在瓦砾中的幸存者,要先建立通风孔道,以防窒息。

2)挖出后应立即清除口鼻异物,蒙上双眼,避免强光的刺激。

3)在救出伤员时,应保持脊柱呈中立位,以免伤及脊髓。

4)在救出伤员后,立即判断意识、呼吸、血液循环情况。

5)先重伤,后轻伤。外伤出血给予包扎、止血;骨折予以固定,脊柱骨折要采取正确的方法进行搬运。

6)要避免伤员情绪过于激动,给予必要的心理援助。

7)原有心脏病、高血压的伤员,病情可加重、复发或导致猝死,要特别关注。

(3)危重伤员的应急救护

1)呼吸心跳停止的伤员,在现场立即实施心肺复苏。

2)昏迷的伤员要平卧,将头偏向一侧,及时清理口腔分泌物,防止呼吸道堵塞。

3)对于颈、胸、腰部疼痛的伤员,要先固定,使用脊柱板或木板搬运。移动伤员时,确保身体呈轴线位,以免造成脊髓损伤。

4)休克的伤员,取平卧位或头低脚高位。伴有颅脑、胸腹外伤者,要迅速转至医疗单位救治。

5)对严重的开放性伤口,要除去泥土秽物,用无菌敷料或其他干净物覆盖包扎。

6)正确处理发生挤压综合征的伤员。

(六)地震后的卫生防疫

地震会造成人员及动物的死亡,若尸体得不到及时处理,腐败后容易污染环境,爆发传染性疾病。因此,震后采取积极有效的措施预防传染病的发生尤为重要。

1.现场搜救任务注意必须做到"三戴一穿加一洗一泡",即戴帽子(安全帽)、戴手套(防护手套)、戴口罩、穿防护靴,归队时用消毒液全身洗消、泡手。

2.预防疟疾、流行性乙肝脑炎、黑热病等虫媒传染病的发生,应采取灭蚊、防蚊和预防接种综合措施。在受灾期间,主要应做好个人防护,避免被蚊虫叮咬,夜间露宿或夜间野外劳动时,暴露的皮肤最好涂抹防虫油,避免传染病的发生。

3.由于地震房屋倒塌、地面裂缝、山体坍塌、江河污染等原因造成人员外伤,易引起破伤风、钩端螺旋体病和经土壤传播的疾病发生,不管什么原因引起的皮肤损伤,都应注射破伤风抗毒素疫苗,及时对伤口进行清创缝合,有效的抗感染对症治疗。

4.接触、搬运尸体时应注意加强防护,夏天天气热,遗体很快腐败,细菌生长较快,可以用风油精涂抹在鼻孔下方,减少灾区尸臭味的困扰。遗体要经专业防疫人员的处理后再行搬运,搬运人员归队后注意个人洗消,保护自身的安全。

5.加强疫情监测和报告,进行普遍的预防接种和服药。震区防疫机构要发动群众有病自报互报,以便及早发现传染病患者,及时隔离治疗。在受灾期间,应教育群众做好个人防护,预防传染病的发生。

四、踩踏伤救护

【案例导入】

2009年12月7日21时许晚自习下课时,湖南省湘潭市的私立育才中学发生校园踩踏事件,导致8人罹难,26人受伤。直接起因为7日晚由于下雨,52个班的学生大部分从离宿舍比较近的一号楼梯下楼,有几个调皮的学生把楼梯口堵住,导致事故发生。

问题:如何预防踩踏伤?应采取哪些救援措施?

(一)概述

踩踏事件是指在某一事件或某个活动过程中,因聚集人群过度拥挤,致使部分人因行走或站立不稳而跌倒未能及时爬起,被人踩在脚下或压在身下,短时间内无法及时控制的混乱场面。在那些空间有限,人群又相对集中的场所,例如球场、集会现场等要提高防范意识,避免踩踏事件的发生。

(二)避险原则

1.不要在人群拥挤的地方停留。

2.在公共场所发生意外情况时,要听从工作人员的指挥,有序撤离。

3.发现慌乱人群向自己方向涌来时,要快速躲到一旁,或在附近的墙角蹲下,等人群过后再离开。

4.万一被卷入拥挤的人群,要保持镇静,顺人流方向走。如果鞋子被踩掉,不要弯腰提鞋、系鞋带或拾物。

5.发现前面有人突然摔倒,立即停下脚步,同时大声呼救,告知后面的人不要向前靠近。

6.在拥挤混乱的情况下,要双脚站稳,保持身体平衡,抓住身边的栏杆、柱子或看台的椅子等物。

7.被人群拥着前行时,要撑开手臂放在胸前,背向前弯,形成一定的空间,以保持呼吸道通畅。

8.万一被人挤倒在地,不要惊慌,设法将身体蜷缩成球状,双手紧扣置于颈后,保护好头、颈、胸、腹部重要部位。如有可能,要设法靠近墙壁或其他支撑物,并尽一切可能在最短的时间内站起来。

(三)应急救护原则

1.踩踏事故发生后,立即报警。要听从统一指挥,有秩序地撤离。

2.检伤分类,先重伤,后轻伤。

3.给窒息的伤员做人工呼吸。对呼吸心跳停止的伤员实施心肺复苏。

4.注意事项:球场、商场、狭窄的街道、楼梯、影剧院、酒吧、夜总会、宗教朝圣的仪式上、超载的车辆、航行中的轮船上都存在发生踩踏事故的潜在危险。当身处这样的环境时,一定要提高安全防范意识。

五、台风灾害救护

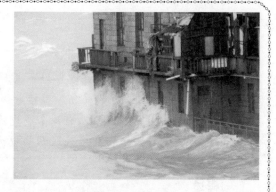

【案例导入】

2009年的8号台风"莫拉克"在台、闽、浙、赣造成巨大损失,遇难600人以上,8000余人被困,损失近百亿元(图7-3);2009年的16号台风"凯萨娜"造成菲律宾、越南等国共计400多人死亡,造成重大经济损失。

问题:在台风事故发生时该如何进行自我防护?应采取哪些救援措施?

图7-3 台风袭击

(一)概述

台风是发生在热带洋面上的一种强烈的气旋性风暴,常伴有狂风、暴雨、巨浪和海潮。我国是受台风影响十分严重的国家之一,南方沿海,如江苏、浙江、福建、广东、广西、海南、台湾都是台风高发地区。

台风灾害分为原生灾害和次生灾害。原生灾害是指遭强台风袭击时,房屋、建筑、广告牌、电线杆被刮倒,汽车、行人、牲畜被卷走,人员被砸伤、压伤、失踪或死亡;伴随台风而来的是暴雨,使河水暴涨、洪水四溢、潮汐猛涨,对人民群众的生命财产造成极大的威胁。次生灾害是指狂风刮倒电线杆,造成停电、通信中断,恶劣天气造成交通中断,运输受阻,海水倒灌,粮田被毁,雨水导致泥沙淤积,甚至引发泥石流等。

(二)避险原则

1.关注天气预报,注意台风预警。
2.尽量不要外出,准备手电筒、食物和饮用水。
3.出海船只回港或就近到港避风。
4.固定室外物品,关闭门窗,堵好缝隙。
5.在室外行走时,尽量身体蜷缩,避开危险物,防止高空坠物。远离河边或海边。迅速到坚固的房屋内避风。

(三)应急救护原则

1.先救命、后治伤,伤员较多时,立即进行检伤分类。
2.对呼吸心跳停止者实施心肺复苏。
3.抢救电击伤、淹溺的伤员。
4.给外伤的伤员进行止血、包扎、骨折固定。

(四)注意事项

提前做好相应的准备工作,尽量减少外出。远离低洼地带、海边等危险地区及高大的广告牌等危险物。

六、核生化伤害救护

【案例导入】

2011 年 3 月 11 日,日本宫城县东部外海发生里氏 9.0 级地震。地震发生时,福岛第一核电站的 1~3 号机组正在运行,地震造成福岛第一核电站 1~3 号机组自动停堆,外部电源丧失,应急柴油机启动供电冷却反应堆。约 1h 后,福岛第一核电站遭受超出设计基准的海啸袭击,应急柴油机停止运行,反应堆堆芯及乏燃料水池无法得到有效冷却,最终导致堆芯熔化事故(图 7-4)。

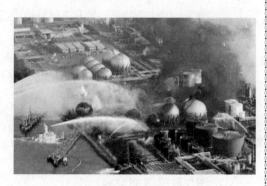

图 7-4　大地震引发严重核泄漏

问题:在核泄漏事故发生时该如何进行自我防护? 应采取哪些救援措施?

当今国际局势风云变幻,恐怖事件频繁出现,大规模杀伤性武器监控进程严重受阻。由于现代化战争的突然性、立体性和残酷性,加之高技术武器的精确度和破坏程度,一旦发生战事,可在短时间内出现大批伤员。另外,在生产、生活中,因各种原因突发核能源、化学、生物物质的泄漏、扩散,都可能对人的生命健康造成威胁。下面将介绍核伤害、生物武器伤害、化学毒剂伤害的特点、防护及应急救护原则。

(一)核伤害的特点与防护

1. 核伤害的因素及其致伤特点

(1)光辐射烧伤 光辐射的直接作用可造成暴露部位的烧伤(光辐射烧伤);吸入炽热的气流与烟尘可导致呼吸道烧伤;通过其他物体燃烧可造成间接烧伤(火焰烧伤);强光能引起闪光盲,如直视火球造成眼底烧伤。

(2)冲击波爆震伤 冲击波的超高压能造成空腔脏器和听觉器官的爆震伤;动压能将人体抛掷和撞击,造成实质脏器、四肢、脊柱等机械性损伤;吹起的沙石、碎玻璃片等投射以及引起的建筑物倒塌可造成各种间接损伤。

(3)核辐射射线伤 核辐射是核武器所特有的杀伤因素,对人类的危害极大。早期核辐射可引起全身射线伤(急性放射病)。

(4)放射性污染 放射性污染可从三个方面对人造成危害:丙种射线对全身造成体外照射;皮肤受到落下的灰尘污染后,严重时可发生局部皮肤乙种射线烧伤;食入、吸入或经伤口吸收射线进入体内,造成体内照射。

(5)复合伤 受上述两种以上伤害因素共同作用时,能造成大量的复合伤。

2. 核伤害的防护

(1)防护动作 核伤害不但是可防的,而且用一些简单的防护措施就可获得满意的防护效果。一旦发现核爆炸的闪光时,应立即俯卧,脚朝爆炸方向,脸朝下,双眼紧闭,两手交叉放在胸前,额部枕在臂肘处,尽量不让皮肤裸露。这些措施能大大减轻损伤的严重程度。

(2)使用防护器材 应及时使用个人防护器材,如防护面具、防护斗篷、防毒套靴和手套等。如果没有防护器材,可用毛巾、手帕、衣服(最好用湿的)等掩盖口鼻,迅速转入掩蔽工事等。

(3)污染区的防护措施 在污染区或到污染区执行任务时,应切实做好防护措施。

1)必须穿戴个人防护装备。

2)不在污染区饮水、进食或吸烟,避免扬起灰尘。

3)尽可能缩短在污染区停留的时间,离开污染区后,应立即洗消。

3. 复合伤的急救

(1)有人受到核伤害后,应立即组织抢救。抢救队的数量及组织形式,可根据伤员人数、抢救范围、时间及地形条件等确定。

(2)迅速将伤员从放射污染区救出。

(3)洗消皮肤暴露部位的污染。

(4)用水洗鼻孔及漱口,并戴上防护面罩。

(5)催吐,并用力把痰咳出。

4. 注意事项

(1)一旦发现核爆炸的闪光,应在最短时间内利用就近的地形、地物,如掩体、战壕、沟渠、坑道、低洼地势等,采取正确的防护动作进行隐藏。

(2)救护员要做好自我防护,正确使用防护器材。没有专业防护器材时,要因地制宜。

(3)不在污染区内喝水、进食、吸烟。

(4)有污染后,要立即、彻底洗消。

(二)生物武器伤害的特点与防护

生物武器也叫细菌武器,包括致病微生物及其产生的毒素。施放装置有气溶胶发生器、喷洒箱、各种生物炸弹以及装载生物武器的容器等,由飞机、火炮、舰艇施放。通过人的呼吸进入呼吸道造成感染致病,如鼠疫、野兔热(土拉菌病)等。一般情况下经口或经皮肤感染的毒素或虫媒病毒,如肉毒毒素、黄热病病毒等也可经呼吸道感染。

1.生物武器危害特点

(1)有致病或致死作用,有传染性,可造成流行,有的可造成持久危害。

(2)污染范围广,在气象、地形适宜的条件下施放生物武器溶胶,可造成较大范围的污染。

(3)有潜伏期,生物武器进入人体后要经过一定的潜伏期才能造成伤害。若在此潜伏期内采取有效措施,可能免除或减轻其危害程度。

2.生物武器损伤的诊断

生物武器损伤的快速诊断非常重要,它对治疗、预后有直接影响。生物武器引起的传染病的早期诊断,主要是掌握临床症状,并对已经出现的症状做出准确的解释。还要有针对性地进行微生物学诊断,重点是检出病菌或抗原,或用特殊培养法培养病原体,并由此得出肯定的结论。

3.生物武器伤害的救护

(1)对传染病患者的隔离,按通用的原则进行。留治和后送都要按相应的规定进行。

(2)发热患者和由生物武器引起的传染病患者,必须卧床休息。

(3)尽可能每天洗澡,以避免皮肤感染。

(4)发热时,给予镇静剂或退热剂加小剂量的镇静剂。

(5)食物要易消化、富营养,多饮水。

4.注意事项

呼吸道防护最为重要。应戴防毒面具、口罩或简便的防疫口罩、毛巾口罩等。同时也要在颈部、领口系上围巾或毛巾。扎紧袖口和裤脚管,戴好手套。

(三)化学毒剂伤害的特点与救护

化学毒剂伤害一般是指有毒有害化学品对人体的伤害。应用于"化学恐怖"的有毒有害化学品,具有易生产、成本低、使用方便、时间可控、有效期长、难于监测等特点,它可以造成严重的后果。"化学恐怖"已成为国际社会安全的现实威胁。反化学毒剂伤害的整体防御可分预警、防范、检测、防护、除污染、应急救护与后送、院内进一步救治、康复等方面。

医务人员、救护员和民众,如事先了解和掌握化学中毒的特点和应对措施,将对防范化学毒剂伤害起到积极作用。

1.化学毒剂的类型、作用及中毒症状见表7-2。

2.化学毒剂伤害的特点

(1)突发性 化学毒剂作用迅速,危及范围大,它的发生往往是突发和难以预料的。

(2)群体性 在较短的时间内可导致多人同时中毒,死亡率可高达50%左右。

(3)隐匿性 不能立即确定病因,难以监测,事态不容易控制。中毒发生时,经常会被误诊。

(4)快速性和高度致命性 除一氧化碳在极高浓度下可在数分钟内致人死亡外,氯化物、硫化氢、氨气、二氧化碳在较高浓度下均可在数秒钟内使人发生"电击样"死亡。

表 7-2 化学毒剂的类型、作用及中毒症状

毒剂类型	伤害作用及中毒症状
神经性毒剂	破坏神经系统正常功能,中毒症状有瞳孔缩小、胸闷、多汗、呼吸困难等
糜烂性毒剂	使组织细胞坏死糜烂,中毒症状有皮肤红肿、起包、溃烂等
失能性毒剂	造成思维和运动功能障碍,中毒症状有思维迟钝、神经错乱、幻觉、嗜睡、身体瘫痪等
窒息性毒剂	刺激呼吸道引起肺水肿造成窒息,中毒症状有咳嗽、呼吸困难、青紫、吐粉红色泡沫痰等
刺激性毒剂	强烈刺激眼、上呼吸道和皮肤,中毒症状有眼睛疼痛、流泪、喷嚏、咳嗽及皮肤有烧灼感
全身中毒性毒剂	破坏组织细胞氧化功能,中毒症状有口舌麻木、呼吸困难、皮肤鲜红、痉挛等

3. 化学毒剂伤害的防护及救护

(1)化学毒剂伤害的防护

1)专业防护用品有防毒面具、皮肤防护器材、隔绝式防毒衣、防毒围裙等。简易防护器材有防护眼镜、雨衣、塑料布、帆布、油布、毯子、棉大衣等。

2)利用防护工事或室内隐蔽。

3)眼睛防护,戴上游泳镜、太阳镜等保护眼睛免受刺激。

4)呼吸道防护,戴口罩或用毛巾、纱布等。

5)皮肤防护,用专用或简易的防护用品。

6)消化道防护,不在现场喝水、吃东西及吸烟。

(2)化学毒剂伤害的救护

1)"一戴" 即救护员应首先做好自身防护。立即佩戴好输氧、送风式防毒面具或简易防毒口罩,系好安全带或绳索,方可进入高浓度毒源区域施救。防毒口罩对毒气滤过有限,使用者不宜在毒源处停留时间过久,必要时可轮流或重复进入。毒源区外人员应严密观察、监护,并拉好安全带(或绳索)的另一端,一旦发现情况应立即令其撤出或将其牵拉出。

2)"二隔" 阻断伤员继续吸入毒气。救护员携带送风式防毒面具或防毒口罩,尽快戴在中毒者口鼻上。紧急情况下可用便携式供氧装置,给其吸氧。如毒气来自进气阀门,应立即关闭。迅速通风或使用鼓风机向中毒者方向送风,也有明显效果。

3)"三救出" 即抢救人员在"一戴、二隔"的基础上,争分夺秒地将伤员移离出毒源区,将其转移至上风向,不易受有毒有害气体、液体影响的安全区。

4)对染毒伤员进行洗消,污染衣物要妥善处理。

5)护送伤员。

4. 注意自身防护,正确使用防护用品,做好眼睛、皮肤、呼吸道、消化道防护。

【能力检测】

(一)单项选择题

1. 地震后几天,主要的死因是   (   )

     A. 头面部伤   B. 颅脑损伤   C. 内脏大出血   D. 破伤风、气性坏疽

2. 以下关于地震的救护原则中,错误的是   (   )

     A. 先远后近   B. 先抢后救   C. 先救命、后治伤   D. 检伤分类

3. 发生地震时,以下关于身处危险环境中的自救措施,错误的是　　　　　　（　　）

    A. 避开身体上的倒塌物　　　　　　　　　B. 高声呼救

    C. 搬开身边可搬动的碎砖瓦　　　　　　　D. 不要随便动用室内设施,如水、电等

4. 发生地震时,人体四肢肌肉因长时间受压,严重者可引起　　　　　　　　（　　）

    A. 骨折　　　　　　　B. 颅内出血　　　　　C. 脾破裂　　　　　　D. 急性肾衰

5. 以下关于学校人员避震措施中,错误的是　　　　　　　　　　　　　　（　　）

    A. 冷静与果断　　　　　　　　　　　　　B. 指挥学生有秩序地撤离

    C. 躲避在坚硬的课桌、讲台旁　　　　　　D. 不得已时可跳楼

6. 以下有关避震的措施中,错误的是　　　　　　　　　　　　　　　　（　　）

    A. 在发生地震时,不能使用电梯　　　　　B. 迅速躲在课桌下或内墙角

    C. 避开电线杆等危险物　　　　　　　　　D. 户外场合,要保护好头部,避开危险之处

7. 发生火灾后,正确的救护措施是　　　　　　　　　　　　　　　　　（　　）

    A. 不论何时何地,立即报警　　　　　　　B. 不论火势大小,立即开门逃生

    C. 不管楼层高低,立即跳楼逃生　　　　　D. 不论火势凶猛,立即就地扑火

8. 以下关于火灾逃生的措施中,错误的是　　　　　　　　　　　　　　（　　）

    A. 匍匐前进,用湿毛巾捂住口鼻　　　　　B. 浸湿外衣,冲下楼梯

    C. 千万不能跳楼　　　　　　　　　　　　D. 不能乘坐电梯

9. 以下关于火灾逃生的方法中,错误的是　　　　　　　　　　　　　　（　　）

    A. 火势不猛时,先摸门把再开门逃生　　　B. 无法经门或楼梯逃生时,可利用绳索下滑

    C. 楼层不高时,被迫跳楼要缩小落差　　　D. 固守求救时,打开窗户,高声呼救

10. 以下关于火灾现场救护的措施,不正确的是　　　　　　　　　　　　（　　）

    A. 迅速转移伤病员　　　　　　　　　　　B. 心跳呼吸停止者,立即 CPR

    C. 对于严重缺氧环境,立即通风　　　　　D. 严重烧伤的创面应涂抹药膏

11. 在拥挤混乱的情况下以下哪些措施是不正确的　　　　　　　　　　　（　　）

    A. 抓住栏杆　　　　　　　　　　　　　　B. 若被挤倒在地要蜷缩身体

    C. 立刻跟着人流向前挤　　　　　　　　　D. 设法靠近墙壁

12. 以下关于核伤害的防护措施,不正确的是　　　　　　　　　　　　　（　　）

    A. 发现核爆炸闪光迅速俯卧　　　　　　　B. 污染区内可以喝水进食

    C. 穿戴个人防护装备　　　　　　　　　　D. 尽量不要裸露皮肤

(二)简答题

13. 什么是灾难,包括哪几类?

14. 灾难的救护原则有哪些?

15. 火灾现场的避险原则有哪些?

16. 地震现场的救护原则有哪些?

17. 如何避免踩踏伤的发生?

18. 台风的避险原则有哪些?

19. 核伤害的防护措施有哪些?

(王小丽　费素定)

任务八 急性中毒救护

学习目标

1. 能识别各种常见急性中毒。
2. 能说出常见急性中毒的救护要点。
3. 能对急性中毒受毒害人员实施急救。

【案例导入】

受毒害人员,男,37岁,农民,家人发现其躺在田地间,大汗淋漓,流涕,呕吐,浑身颤抖,呼之不应。家人诉该受毒害人员上午在果园喷洒农药,急送其入院。查体:体温37.6℃,脉搏124次/min,呼吸32次/min,血压150/100mmHg,意识模糊,口唇青紫。

问题:如何对受毒害人员进行救护?

一、认识急性中毒

中毒是某种物质进入身体后,积累到一定量产生机体损害的全身性疾病。引起损害的物质为毒物,可以是工业性产物、药物、农药和有毒动植物等。根据接触毒物的量和时间不同,中毒可分为急性中毒和慢性中毒两类。大量或毒性较剧的毒物突然进入身体,迅速引起症状,甚至危及生命称为急性中毒;身体长时间或反复接触少量毒物,且在体内积累到一定的量后才出现症状为慢性中毒。本章主要介绍急性中毒的救护。

8-1 思维导图
急性中毒救护

(一)中毒原因

1. 职业性中毒 在农药、化肥、药物等化工产品生产、保管、使用及运输过程中,接触有毒的原料、辅料、中间产物和成品,不注意劳动保护,或未遵守安全防护措施,可发生中毒。

2. 生活性中毒 可因用药过量、误食、误服、滥用、成瘾导致意外中毒,或故意中毒、自杀、谋害等。

(二)毒物的吸收、代谢和排出

1. 吸收与代谢 毒物可经呼吸道、消化道、皮肤黏膜、伤口及注射等途径吸收入血并分布于全身,在体内主要在肝脏经过代谢,大多数毒物毒性会降低,少数毒物代谢后毒性反而增强,如农药对硫磷(1605)经代谢后形成毒性极大的对氧磷。

2.排出 部分气体和易挥发性毒物以原形经呼吸道排出,大部分毒物由肾脏和肠道排出,少数毒物经皮肤排出,某些金属如铅、汞、砷等可由乳汁排出。

不能完全排出的,在体内蓄积,可发生慢性中毒。

(三)急性中毒的识别

主要是通过问询和观察进行识别。

1.问询识别 神志清楚者可直接通过问询受毒害人员本人进行识别,神志不清或企图自杀者应询问第一目击者或知情者。

(1)问询内容 受毒害人员职业、工种,有无毒物接触机会、接触毒物种类、防护条件、工作环境、防护措施及相同的其他人是否有类似表现;既往健康状况、精神状态,平素常用药物,能获得哪些药物并估计服药时间及剂量;近期思想及生活状况,有无情绪低落、举止异常、遗言、遗书等;问询出现异常后的处理方式。

(2)问询目的 尽可能明确中毒时间、毒物种类、中毒途径、进入体内的毒物的量、身边有无药瓶或药袋;了解受毒害人员服毒前饮酒和进食情况。

2.观察识别

(1)观察现场 看现场是否有警示标志(表8-1),受毒害人员衣物、卧室、厨房、冰箱和室内垃圾有无药瓶或盛放毒物的容器,家中有何药品以及有无缺少何种药物等。怀疑食物中毒时,应调查同餐进食者有无发生类似症状,并注意搜集剩余食物、呕吐物或胃内容物以供送检。

(2)观察受毒害人员 体温、呼吸及意识变化,查看皮肤温度及色泽,有无出血、肌肉颤动或痉挛等,观察有无恶心呕吐等症状;观察受毒害人员的视力、有无异常气味、尿量多少及颜色。

(3)观察目的 通过观察,可明确毒物及对身体的损伤程度。腐蚀性毒物可致皮肤黏膜灼伤,硝酸可使皮肤黏膜痂皮呈黄色,硫酸可使皮肤黏膜痂皮呈黑色,盐酸可使皮肤黏膜痂皮呈棕色;麻醉剂、有机溶剂、刺激性气体可引起皮肤黏膜发紫;四氯化碳、毒蕈、鱼胆等中毒可损害肝脏而导致皮肤发黄;煤气中毒可导致皮肤呈樱桃红色;观察瞳孔改变,如阿托品、莨菪碱类中毒等导致瞳孔散大,有机磷农药中毒、吗啡类中毒可导致瞳孔缩小、视物不清;严重甲醇中毒可致失明。

(四)急性中毒救护原则

救护员在现场急救中要有自我保护意识,如佩戴防毒面具、化学防护服等,同时有人监护,以便掌握情况,及时紧急处理。

1.立即终止接触毒物,维持基本生命活动。

(1)吸入性中毒 应立即将受毒害人员移离现场至上风向的安全地带,以免毒物继续侵入。呼吸新鲜空气,注意保暖,防止受凉,保持呼吸道通畅。

(2)接触性中毒

1)皮肤染毒者,应立即脱去污染衣物、鞋袜、手套,用大量清水反复冲洗,特别注意毛发、甲缝及皮肤的褶皱部位。冲洗用水温度一般不超过37℃,以免体表血管扩张,加快毒物吸收。有些毒物遇水发生反应使毒性增强,应先将毒物蘸吸干净后,再用水冲洗。腐蚀性毒物可选择相应的中和液或解毒药液冲洗。冲洗时间不少于30min。

表 8-1　警示标志在不同场所使用指南

序号	图形标志	警示语句	标志含义	设置场所与要求
1		注意防尘	表示应注意粉尘危害	存在粉尘危害的作业场所
2		噪声有害	表示应注意噪声引起的健康危害	产生噪声的作业场所
3		1.当心中毒； 2.有害气体； 3.有毒有害； 4.接触可引起伤害和死亡； 5.接触可引起伤害	表示应注意中毒危害	可能引起急性中毒危险的作业场所和仓储场所
4		戴防尘口罩	表示必须戴防尘口罩	粉尘作业场所
5		注意通风	表示应设置通风设施	存在有毒物品和粉尘的作业场所
6		当心有毒气体	表示应注意有毒气体引起的急性中毒危害	1.使用有毒物品并有可能引起有毒气体急性中毒危害的作业场所； 2.存放有毒物品并有可能产生有害气体的存储场所
7		急救站	提示可以进行紧急医学救助的地方	用人单位设立的紧急医学救助场所

2)眼睛染毒者,用清水或生理盐水冲洗眼球,冲洗时间不少于 5min。

3)伤口染毒者,立即在伤口近心端结扎止血带,再彻底清洗、清创伤口。

2.清除尚未吸收的毒物

(1)物理催吐　对于胃肠道内尚未吸收的毒物,中毒时间小于 2h、神志清醒、能合作的服毒者,可通过催吐法清除。现场可采用物理催吐,嘱受毒害人员饮清水或生理盐水 300～500ml,然后用压舌板、筷子等硬物刺激受毒害人员咽后壁或舌根处诱发呕吐,如此反复,直至呕出液体澄清为止。送医院或急救站后可药物催吐、洗胃、导泻、灌肠、活性炭吸附等继续清除毒物。

（2）催吐禁忌证　昏迷、惊厥状态；服腐蚀性毒物，催吐可引起消化道出血、穿孔；原有主动脉瘤、食道静脉曲张、溃疡病出血等；石油蒸馏物，如汽油、煤油、柴油等中毒，催吐时如误吸入肺可导致肺炎；体弱、高血压、休克、冠心病、妊娠者应慎用催吐。

(五)防毒常识

1. 防毒知识　在北方，冬季容易发生煤气中毒，应注意室内或车内通风良好；厂矿需严格执行操作规程，要经常检修煤气炉和管道以防漏气，同时要加强生产车间中一氧化碳（CO）浓度的监测和报警；工人进入一氧化碳浓度高的场所时，要做好防护措施，如戴防毒面具、系好安全带，两人同时工作，以便自救和他救；农民要预防农药中毒，喷洒农药时应遵守操作规程，加强个人防护，穿长袖、衣裤及鞋袜，戴口罩、帽子及手套，喷洒结束后用碱水或肥皂洗净手和脸等；在毒蛇分布地区，夜间外出时，穿厚长裤、长袜及鞋子，头戴帽子，手拿木棒和手电筒。

2. 饮食知识　慎食河豚；有些野蕈类（俗称蘑菇）不易辨认有无毒性，故不可食用；不吃变质的食品，如腌制咸菜、韭菜、菠菜等变质的蔬菜，若食用腐烂的蔬菜容易亚硝酸盐中毒，导致全身缺氧。

3. 生产及使用毒物部门要严格管理　杀虫剂和灭鼠药毒性大，应贴醒目标志，避免误食。生产、使用有毒物品的工厂设备要密闭化，但要加强有毒车间和岗位的局部通风和全面通风，工人应定期体检。

二、有机磷农药中毒

有机磷农药属于磷酸酯类或硫代磷酸酯类化合物，是我国目前使用广泛的一类高效杀虫剂，种类众多，分剧毒、高毒、中度毒、低毒四类。有机磷农药多呈油状或结晶状，色泽由淡黄至棕色，有大蒜样臭味，一般难溶于水，易溶于有机溶剂，故易经皮肤吸收中毒；但乐果、敌百虫等易溶于水，而在有机溶剂中的溶解度小（不易经皮肤吸收中毒）。有机磷农药稍有挥发性（品种不同挥发性差异较大），如甲拌磷和敌敌畏等挥发性很大，易经过呼吸道吸入中毒。大多数有机磷农药在碱性条件下易分解而失效，但敌百虫遇碱会变为毒性更强的敌敌畏。

(一)中毒原因

1. 职业性中毒　见于生产、运输及使用过程中操作错误或防护不当，多为慢性中毒。
2. 生活性中毒　主要由于自服、误服或摄入被药物污染的蔬菜、水源或食物，也可见于接触灭虱、灭虫药液浸湿的衣服、被褥等，多为急性中毒。

(二)毒物的吸收、代谢和排出

有机磷农药可经消化道、呼吸道、皮肤黏膜吸收，迅速分布于全身各器官，尤其以肝浓度最高，其次是肾、肺、脾等，肌肉和脑最少。肝对毒物进行氧化和水解，一般氧化后产物毒性增强，水解后毒性降低。有机磷农药的代谢产物主要随尿排出，少量通过粪便、肺等排出，排泄极快，一般在 24h 内完全排出。

(三)急性中毒的识别

1. 问询识别　详细询问受毒害人员或知情者生活近况、工作情况、情绪变化、现场有无药瓶或其他可疑物品。注意受毒害人员呕吐物、呼出气体的气味。

2.观察识别

(1)观察现场 看现场是否有警示标志,受毒害人员衣物、卧室、厨房、冰箱和室内垃圾有无药瓶或盛放毒物的容器。注意收集剩余食物、呕吐物以供送检。

(2)观察受毒害人员 有机磷农药中毒的表现与毒物品种、剂量、侵入途径等密切相关。经皮肤吸收中毒,一般在2~6h发病,大量口服约10min~2h内发作。

1)毒蕈碱样表现 又称M样症状,出现最早,表现为多汗、流涎、流泪、口吐白沫、视物模糊、恶心、呕吐、腹痛、大小便失禁、呼吸困难等。

2)烟碱样表现 又称N样症状,表现为面、舌、眼睑肌抽搐,逐渐发展至四肢、全身。受毒害人员常有全身紧缩和压迫感,继而肌力减退和瘫痪,发生呼吸肌麻痹可引起呼吸衰竭。

3)中枢神经系统表现 又称CNS症状,早期可出现头晕、头痛、乏力,后期出现烦躁不安、抽搐、意识不清、谵妄、昏迷。

中毒可分轻、中、重三度(表8-2)。

表8-2 有机磷农药中毒分度

分度	轻 度	中 度	重 度
症状	头痛、头晕、乏力、视物模糊、多汗、恶心、呕吐、胸闷、麻木 (M)	说话困难、不能行走、流涎、腹痛、腹泻、瞳孔明显缩小、肌束纤颤、轻度呼吸困难、意识清楚 (M+N)	除轻、中度中毒表现加重外,尚有惊厥、昏迷、呼吸麻痹 (M+N+CNS)

(四)急性中毒的救护原则

关键在于彻底清除毒物。

1.立刻带受毒害人员脱离中毒现场,脱去被污染衣服。

2.用清水或肥皂水反复清洗污染的皮肤、头发、指甲、趾甲等。

3.口服中毒且清醒者用大量流动清水、淡盐水或小苏打水(敌百虫禁忌)催吐。

4.及早送医院进行抢救。

5.对自杀者,观察受毒害人员的情绪反应,做好安抚。

(五)防毒常识

有机磷农药生产、运输、使用过程中遵守操作规程。有机磷农药应放置于较隐藏、老人小孩不易触及的地方,严禁与食物混放;有机磷农药应标志明确,使用有标签的专用瓶子保存,禁用饮料、矿泉水瓶盛装,以防误服;喷洒农药时做好自我防护。

三、百草枯中毒

百草枯又名一扫光、对草快、克无踪,是一种广泛使用的速效触杀型灭生性除草剂,商品为蓝绿色,目前多加入催吐剂或恶臭剂以防不测。百草枯不易挥发,易溶于水,在酸性及中性溶液中稳定,可被碱水解,遇土钝化失活。成人口服致死量为20%水溶液5~15ml(20~40mg/kg),超大剂量中毒者可在短期死于多器官功能衰竭,肺是主要受累器官,可导致"百草枯肺",中、重度中毒者如能渡过急性期,以

8-2 视频
有机磷农药
中毒救护

后则出现不可逆肺纤维化,后期多死于严重缺氧,病死率高达50%~70%。

(一)中毒原因

1.多为误服或自服百草枯引起,是农药中毒致死事件的常见病因。

2.食用了喷洒过百草枯稀释溶液的植物、服用了喷洒了百草枯的土壤等情况一般不引起严重危害。

(二)毒物的吸收、代谢和排出

完整皮肤能够有效阻止百草枯的吸收,长时间接触、阴囊或会阴部被污染、破损的皮肤大量接触百草枯,仍有可能造成全身毒性。经口摄入百草枯后在胃肠道中吸收率为5%~15%,大部分经粪便排泄,吸收后30min~4h达血浆浓度峰值。在体内分布广泛,以肺及骨骼肌中浓度最高,与血浆蛋白结合很少,且不经代谢分解,以原形从肾脏排出,所以入院后检测血、尿中百草枯浓度对预后评估有较高的价值。

(三)急性中毒的识别

1.问询识别　详细询问受毒害人员或知情者生活近况、工作情况、情绪变化、现场有无药瓶或其他可疑物品。

2.观察识别

(1)观察现场　看受毒害人员衣物、卧室、厨房、冰箱和室内垃圾中有无药瓶或盛放毒物的容器。注意收集剩余食物、呕吐物以供送检。

(2)观察受毒害人员

1)经口中毒者　有口腔烧灼感,口腔、食管黏膜糜烂溃疡,恶心、呕吐,腹痛、腹泻,甚至呕血、便血,严重者并发胃穿孔、胰腺炎等,部分患者出现肝大、黄疸,可有头晕、头痛,少数患者发生幻觉、恐惧、抽搐、昏迷,肾损伤时表现为血尿、少尿,肺损伤最为突出也最为严重,表现为咳嗽、胸闷、气短、发绀、呼吸困难。大量口服者,24h内出现肺水肿、肺出血,常在数天内死亡;非大量摄入者呈亚急性,多于1周左右出现胸闷、憋气,2~3周呼吸困难达高峰,常死于呼吸衰竭。

2)局部接触百草枯中毒　可表现为接触性皮炎和黏膜化学烧伤,如皮肤红斑、水疱、溃疡等,眼结膜、角膜灼伤形成溃疡,甚至穿孔。长时间大量接触可出现全身性损害,甚至危及生命。

3)注射途径(血管、肌肉、皮肤等)接触百草枯的情况罕见,但临床表现凶险,预后差。

(四)中毒分型

百草枯中毒可分为轻型、中重型、爆发型三型(表8-3)。

表8-3　百草枯中毒分型

分型	轻　型	中重型	爆发型
症状	主要是胃肠道症状	除胃肠道症状外可出现多系统受累表现,1~4天内出现肾功能、肝功能损伤,数天至2周内出现肺部损伤	严重的胃肠道症状,1~4天内出现多器官功能衰竭
预后	多数能完全恢复	多数在2~3周内死于呼吸功能衰竭	极少存活

(五)急性中毒救护原则

目前,百草枯中毒后无特效性解毒药或解救方法,决定抢救成败的关键是是否及时灭活和清除胃中及血液中的百草枯。

1.经口中毒者,立即催吐出农药,再饮 100～200ml 泥浆水后催吐。

2.皮肤污染者,立即脱去衣服,用清水和肥皂水彻底清洗皮肤、毛发,不要造成皮肤损伤,防止增加毒物的吸收。眼睛污染者立即用流动清水冲洗,时间不应少于 15min。

3.尽早送医院彻底洗胃、血液透析。

(六)防毒常识

要严格按照百草枯的日常使用规定,未用完的百草枯溶液要及时回收。百草枯溶液应加强保管,避免儿童、幼儿误服和高危人群接触。

四、一氧化碳中毒

急性一氧化碳中毒是指吸入过量一氧化碳所致的急性缺氧性疾病,俗称煤气中毒。一氧化碳为无色、无味气体,不溶于水。在密闭室内烧炭取暖、煤气泄漏、汽车发动机长时间空转等情况下可发生一氧化碳中毒。一氧化碳与血红蛋白的亲合力比氧与血红蛋白的亲合力高,可使血红蛋白丧失携氧的能力,造成缺氧窒息,对全身组织细胞均有毒性,尤其对大脑皮质的影响最为严重。

(一)中毒原因

一氧化碳中毒的主要原因是环境通风不良或防护不当,以致空气中一氧化碳浓度超过允许范围。

1.生活性中毒　家用煤炉时,若室内门窗紧闭,火炉无烟囱或烟囱堵塞、漏气、倒风,以及在通风不良的浴室内使用燃气热水器都可导致一氧化碳中毒;失火现场空气中的一氧化碳浓度较高,也可发生急性中毒。每日吸烟一包,可增加血中一氧化碳的浓度,连续大量吸烟也可导致一氧化碳中毒。

2.职业性中毒　在炼钢、炼焦、烧窑等工业生产中,煤炉或窑门关闭不严,煤气管道泄漏及煤矿瓦斯爆炸等均可产生大量一氧化碳。化学工业中合成氨、甲醛、丙酮等都要接触一氧化碳。

(二)毒物的吸收、代谢和排出

一氧化碳经呼吸进入肺泡,迅速弥散并溶解在血液内,然后随血液循环到全身。一氧化碳可迅速与血液中的血红蛋白结合,使血液正常携氧能力降低,导致身体缺氧。空气中一氧化碳浓度越高,接触时间越久,血液内碳氧血红蛋白的浓度越高。一氧化碳在体内不蓄积,98.5%以原形从肺呼出,约 1% 被氧化成二氧化碳再从肺呼出。中毒患者脱离中毒现场后,新环境空气新鲜无一氧化碳,体内结合的一氧化碳慢慢解离,溶解在血液内,循环到肺,经肺呼出。

(三)急性中毒的识别

1.问询识别　详细询问受毒害人员或知情者有无造成一氧化碳中毒的环境,如燃烧、浓烟等,且缺乏良好的通风设备,询问受毒害人员停留时间及同室人有无中毒。

2.观察识别

(1)观察现场　看现场是否有产生煤气或煤气泄露的可能,是否通风不良。

(2)观察受毒害人员。

(四)中毒分型

一氧化碳中毒可分三型(表8-4)。

表8-4　一氧化碳中毒分型

分型	轻型	中型	重型
症状	头痛、恶心、呕吐、全身无力、昏厥,原有冠心病者可出现心绞痛	除轻度的症状加重外,可出现口唇黏膜呈樱桃红色、呼吸困难、多汗,甚至出现浅昏迷	出现深昏迷、抽搐、呼吸困难、脉搏微弱、血压下降、四肢湿冷、全身大汗,最后可因脑水肿、呼吸和循环衰竭而危及生命
预后	脱离中毒环境并吸入新鲜空气或氧气后,症状很快可以消失	若能及时脱离中毒环境,积极抢救,可恢复正常且无明显并发症	死亡率高,经抢救能成活者可留有神经系统后遗症

(四)急性中毒救护原则

1.评估现场是否安全,排除险情,做好自我保护。

2.当发现室内有大量煤气泄漏时,救护员要用湿毛巾捂住口鼻。一氧化碳的密度比空气略小,浮于上层,故救护员进入和撤离现场时,如能匍匐行动会更安全。进入室内时严禁携带明火,尤其是开煤气自杀的情况,室内煤气浓度过高,按响门铃、打开室内电灯产生的电火花均可引起爆炸。

8-3 视频
一氧化碳(煤气)中毒原因与症状

8-4 视频
一氧化碳(煤气)中毒急救

3.进入室内后,迅速打开所有通风的门窗,如能发现煤气开关应立即关闭,但绝不可为此耽误时间,以救人为重。

4.迅速将中毒者转移到通风保暖处平卧,解开衣领及腰带以利其呼吸顺畅,注意保暖,轻者可予含糖盐等热饮料,有条件者可吸氧。

5.对呼吸、心跳停止者应立即进行心肺复苏。

6.呼叫急救机构前来急救,并送往有高压氧舱的医院抢救。

7.当燃气设备发生故障时呼叫燃气公司排除故障。

(五)防毒常识

1.使用煤气或产生煤气的车间、厂房要加强通风,在可能产生一氧化碳的地方安装一氧化碳报警器。定期检查煤气发生炉、输气管道等设施,及时发现漏气,及时检查、修理。检修时如有大量煤气泄漏,应戴防毒面具。

8-5 视频
一氧化碳(煤气)中毒预防

8-6 PPT
一氧化碳中毒救护

2.开车开空调或暖风、北方冬季取暖时应注意通风,感到头晕、发沉、四肢无力时,应及时开窗呼吸新鲜空气。

3.选购符合国家安全标准的燃气热水器,并请专业技术人员进行安装。平时按操作规程使用燃气热水器。

五、食物中毒

食物中毒指摄入含有生物性或化学性有毒有害物质的食物,或把有毒有害物质当作食物摄入后出现的非传染性疾病,不包括因暴饮暴食引起的急性胃肠炎、寄生虫病、经肠道传染的疾病,也不包括因一次性大量或长期少量多次摄入某些有毒、有害物质而引起的慢性损害,投毒、自杀引起的中毒也不属于食物中毒范畴。

(一)中毒原因分类

根据中毒的食品不同,食物中毒可分为五类:细菌性食物中毒、真菌及其毒素食物中毒、动物性食物中毒、植物性食物中毒和化学性食物中毒,其中细菌性食物中毒最多见。

1.细菌性食物中毒　细菌性食物中毒是指因摄入被致病菌或其毒素污染的食物而引起的中毒。致病菌主要是沙门菌、变形杆菌、金黄色葡萄球菌、副溶血性弧菌等。此类中毒多因食物腐败变质,交叉感染,食品运输、储藏、销售等过程中被污染引起,或储藏方式不当导致细菌急剧大量繁殖或产生毒素引起,或烹调加工不当、食物加热不充分、煮熟后被带菌的食品加工工具或从业人员污染引起。通常有明显的季节性,多发生于气候炎热的季节,一般5—10月份发病率较高,但病死率较低。

2.真菌性食物中毒　有一定的地区性、季节性,随真菌繁殖产毒的最适温度不同而异。发病率较高,病死率因真菌的种类不同而有所区别。

3.动物性食物中毒　将天然含有有毒成分的动物或动物的某一部分当作食品或食用在一定条件下会产生大量有毒成分的动物性食品而引起的中毒,如河豚中毒。

4.化学性食物中毒　服用了被有毒有害化学物质污染的食品,或误食有毒有害的食品添加剂、营养强化剂,或服用了添加非食品级的、伪造的、禁止使用的食品添加剂或超量使用食品添加剂的食品,或服用了营养素发生化学变化的食品而引起中毒。化学性食物中毒的季节性、地区性不明显,发病率、病死率一般都比较高。食用被亚硝酸盐、农药、灭鼠药污染的食品而中毒的情况比较常见。

5.植物性食物中毒　食入植物性中毒食品而引起的中毒。季节性、地区性比较明显,多散在发生,发病率较高,如毒蕈、菜豆等中毒。

(二)发病特点

各类食物中毒发病有以下共同特点:

1.发病潜伏期短,呈暴发性,短时间内可能有较多人数发病,短时间内达到高峰,之后迅速终止。

2.发病与食物有关,受毒害人员有食用相同有毒食物史,流行波及范围与有毒食物供应范围相一致,停止该食物供应后,流行终止。

3.受毒害人员有相似的临床表现,以恶心、呕吐、腹痛、腹泻等消化道症状为主。

4.人与人之间无直接传染性。

(三)常见急性食物中毒救护

1.细菌性食物中毒

(1)识别　有无不洁饮食史。受毒害人员有无恶心、呕吐、腹痛、腹泻等表现。沙门菌引起的食物中毒者可有发热、腹部阵发性绞痛和黏液脓血便。葡萄球菌食物中毒者呕吐较明显,腹痛以上腹部和脐周多见,腹泻频繁,多为黄色稀便或水样便。

(2)救护原则

1)处理现场 将受毒害人员按病情轻重分类,轻者可在原单位集中治疗,重症者积极送往医院治疗;保留剩余食物、呕吐物及粪便以便医院分析鉴定。

2)对症救护 尽早拨打急救电话,通过催吐、导泻等方法迅速排出毒物。

3)防毒常识 注意定期对发酵豆制品进行检查,注意食品生产加工全过程卫生管理;不宜堆集肉制品,以防产生厌氧环境;注意食品卫生,购买有卫生检疫部门检疫图章的生肉,做好食具、炊具的清洗消毒工作,低温储存食品,彻底加热食物,消灭毒素,可加热到80℃、消毒30min或100℃、消毒10~20min。

2.河豚中毒 河豚在淡水和海水中均能生活,属于无鳞鱼的一种,在我国沿海各地均有出产。引起中毒的河豚有鲜鱼、内脏及冷冻的河豚或河豚干。引发中毒的物质是河豚毒素,这是一种神经毒素,主要存在于除了鱼肉之外的所有组织中,以卵巢毒性最强,肝脏次之。毒素可直接作用于胃肠道,引起局部刺激,还可阻断神经传导,引起麻痹,严重者出现呼吸停止,窒息而死。春季为河豚卵巢发育期,毒性强,故春季发生中毒的次数、人数最多,死亡人数也最多。

(1)识别 有无食用河豚史,同食者是否也有类似发作情况。发病潜伏期为食后0.5~3h,一般10~45min。受毒害人员起初会感觉手指、口唇、舌尖麻木或刺痛,然后出现恶心、呕吐、腹痛、腹泻,同时出现四肢肌肉麻痹,身体摇摆,走路不稳,甚至全身麻痹、瘫痪,最后出现语言不清、血压和体温下降。常因呼吸麻痹、循环衰竭而死亡。一般情况下,受毒害人员意识清楚,死亡通常发生在发病后4~6h以内,最快1.5h。河豚毒素在体内排泄较快,中毒后若超过8h未死亡者,一般可恢复。

(2)救护原则 河豚毒素中毒尚无特效解毒药,一般以排出毒物和对症处理为主。尽早拨打急救电话,立即催吐,及时清除未吸收毒素,及早送医院救治。保留剩余食物、呕吐物,以便医院分析鉴定。

(3)防毒常识 加强卫生宣传教育,不要食用野生河豚;水产品收购、加工、供销等部门应防止鲜野生河豚进入市场或混进其他水产品中;采用河豚去毒工艺,活河豚加工时先断头、放血(尽可能放净)、去内脏、去鱼头、扒皮,肌肉需反复冲洗,经专职人员检验,确认无内脏、无血水残留,做好记录后方可食用。

3.毒蕈中毒救护 毒蕈又称毒蘑菇,属于真菌植物,与食用蕈不易区别,常因误食而中毒。我国毒蕈有80多种,其中含剧毒能致人死亡的有10多种。中毒多发生于春季和夏季,雨后、气温开始上升时,毒蕈迅速生长,常因不认识毒蕈采摘食用而引发中毒。在云南、广西、四川三省(区)多见。毒蕈的有毒成分十分复杂,有胃肠毒素、神经精神毒素、溶血毒素、肝肾毒素、类光过敏毒素等。

(1)识别 有无食用毒蕈史,同食者是否也有类似发作情况。不同毒素导致受毒害人员表现不同。

1)胃肠型中毒者 一般潜伏期较短,多为0.5~6h,受毒害人员有剧烈恶心、呕吐、阵发性腹痛,以上腹部疼痛为主,体温不高,经过适当处理可迅速恢复,一般病程2~3天,很少死亡。

2)神经精神型 潜伏期约为1~6h,除有轻度胃肠反应外,主要是流口水、流泪、大量出汗、视物不清、脉搏过慢等。严重者可有精神兴奋或抑制、精神错乱、谵妄、幻觉、呼吸抑制等,类似精神分裂症。

3)溶血型　潜伏期多为 6～12h,红细胞大量破坏,引发溶血,表现为恶心、呕吐、腹泻、腹痛,3～4 天时出现黄疸、肝脾大,少数受毒害人员出现血红蛋白尿(浓茶色、酱油色或红色)。病程一般 2～6 天,病死率低。

4)肝肾损害型　最严重,损害肝、肾、心脏和神经系统,可导致中毒性肝炎。病情凶险而复杂,病死率高。

5)类光过敏型　误食后可出现类似日光性皮炎的症状,在身体暴露部位出现明显的肿胀、疼痛,特别是嘴唇肿胀外翻,可伴有指尖疼痛、指甲根部出血等。

(2)救护原则　尽早拨打急救电话,通过催吐、导泻等方法迅速排出毒物。保留剩余食物、呕吐物以便医院分析鉴定。

(3)防毒常识　最根本的方法是不要采摘自己不认识的蘑菇食用,毫无识别毒蕈经验者千万不要自行采摘蘑菇食用。

8-7 PPT
食物中毒的
应急救护

8-8 视频
食物中毒的
应急救护

六、急性酒精中毒

急性酒精中毒或急性乙醇中毒,俗称酒醉,是指一次饮入过量酒类饮料或酒精(乙醇)引起的中枢神经系统先兴奋后抑制的状态,不仅伤害身体健康,还会因醉酒肇事引发其他伤害。

(一)中毒原因

过量饮烈性酒或误服误用酒精均可引起酒精中毒。

(二)毒物的吸收、代谢和排出

乙醇进入人体后经胃和小肠在 0.5～3h 内完全吸收,分布于体内所有含水组织和体液中,包括脑和肺泡气中。进入人体的乙醇有 90% 在肝内代谢、分解,大部分氧化成二氧化碳和水,10% 可经尿液、汗液、唾液以及呼吸道排出。如短时间内大量饮酒常致酒精中毒,可造成严重的肝毒性。乙醇具有脂溶性,可迅速透过脑神经细胞膜,使大脑皮质功能受抑制,受毒害人员表现为兴奋,随着血中浓度的增加,可出现走路不稳甚至昏睡和昏迷,导致呼吸、循环功能衰竭。

(三)急性中毒识别

1.问询识别　询问是否饮酒、饮酒的种类、饮用量及饮用时间,受毒害人员当时心情、平素酒量,有无长期酗酒史,并注意有无服用其他药物或醒酒物质。

2.观察识别　常分为 3 期。

(1)兴奋期　受毒害人员表现头昏、无力、兴奋、自感欣快、颜面潮红、口若悬河、夸夸其谈、举止轻浮,有的表现粗鲁无礼,感情用事,打人毁物,喜怒无常。绝大多数人在此期都自认没有醉,饮酒不知节制,有人则表现为安然入睡。此期驾车可发生车祸。

(2)共济失调期　当血中酒精浓度进一步增高,受毒害人员出现视物模糊、言语不清、动作笨拙、步态不稳,并伴有恶心、呕吐、困倦。

(3)昏迷期　此期最为严重,受毒害人员表现为脸色苍白、皮肤湿冷、口唇微紫、昏睡、瞳孔散大、血压降低、心动过速、体温降低、呼吸变慢并有鼾音,严重时出现呼吸系统、循环系统麻痹而死亡。

3.特殊人群识别　老人因肝功能减退,代谢减慢,更易中毒,并可诱发心脑血管疾病。小儿过量摄入酒精,一般无兴奋过程,很快沉睡,甚至昏迷。

(四)救护原则

1.轻度中毒者,制止其继续饮酒,用梨、马蹄、西瓜等水果解酒。

2.神志清醒者可通过催吐法将酒等胃内容物吐出。

3.已昏睡的受毒害人员注意卧床休息、保暖,避免呕吐物阻塞呼吸道,观察呼吸和脉搏的情况,如无特别,一觉醒来即可自行康复。

4.若受毒害人员兴奋躁动、共济失调,应加以约束,防止发生外伤。

5.情况严重者应迅速送医院急救。

8-9 视频
急性酒精中毒的应急救护

(五)防毒常识

不要酗酒,建议限酒,每日饮酒不超过 15ml 酒精量,如 4％啤酒约 375ml,12％红酒约 125ml,35％低度白酒约 43ml,60％高度白酒约 25ml。

七、镇静催眠药中毒

镇静催眠药是中枢神经系统抑制药,具有镇静、催眠、松弛横纹肌及抗惊厥效应,过大剂量可麻醉全身,抑制呼吸中枢与循环系统,引起急性中毒。通常分为四类:苯二氮䓬类(地西泮、硝西泮、艾司唑仑、阿普唑仑等)、巴比妥类(巴比妥、苯巴比妥、异戊巴比妥、司可巴比妥、硫喷妥钠等)、非巴比妥非苯二氮䓬类(水合氯醛、格鲁米特等)、吩噻嗪类(氯丙嗪、硫利达嗪、奋乃静等)。

(一)中毒原因

误服、有意自杀或投药过量引起。

(二)毒物的吸收、代谢和排出

可口服、静脉注射进入体内,生活中多口服给药。脂溶性越高(如地西泮、巴比妥)口服吸收越快,越易透过血-脑屏障和胎盘屏障进入中枢,连续使用可蓄积于脂肪和肌肉组织,主要在肝代谢和肾排泄,脂溶性高者以肝代谢为主,消除快,脂溶性低者以肾排泄为主,消除慢。

(三)急性中毒识别

1.问询识别　详细询问受毒害人员或知情者生活近况、工作情况、情绪变化、现场有无药瓶或其他可疑物品。

2.观察识别

(1)观察现场　看现场受毒害人员衣物、卧室、厨房、冰箱和室内垃圾有无药瓶或盛放药物的容器,注意收集呕吐物以供送检。

(2)观察受毒害人员

1)巴比妥类中毒　一次服大剂量巴比妥类,可引起中枢神经系统抑制,症状严重程度与剂量有关,轻者可嗜睡、情绪不稳定、注意力不集中、记忆力减退、言语含糊不清、步态不稳和眼球震颤,重者可昏迷,呼吸由浅而慢到呼吸停止,可有低血压、体温下降,皮肤可起大疱。

2)苯二氮䓬类中毒　中枢神经系统抑制较轻,主要症状是嗜睡、头晕、言语含糊不清、意识模糊、步态不稳。如果出现昏迷和呼吸抑制,应考虑同时服用了其他镇静催眠药或酒等。

3)非巴比妥非苯二氮䓬类中毒　表现与巴比妥类中毒相似。

4)吩噻嗪类中毒　可出现震颤麻痹、不能坐定、来回走动、斜颈、吞咽困难和牙关紧闭等,严重时可有昏迷、呼吸微弱甚至停止。

(四)急性中毒救护原则

1. 尽早拨打急救电话。
2. 口服中毒意识清醒者催吐后送往医院。
3. 意识模糊或昏迷者保持气道通畅,尽快送往医院治疗。
4. 呼吸停止者,立即行人工呼吸。
5. 保留药物、药瓶及呕吐物以便分析和法医鉴定。

(五)防毒常识

镇静药、催眠药的处方、使用、保管应严加控制,对情绪不稳定和精神不正常的人应多加监护,谨慎用药。

八、毒品中毒

毒品是指国家规定管制的能使人成瘾的麻醉(镇痛)药和精神药,该类物质具有成瘾(或依赖)性、危害性和非法性。吸食的毒品有大麻、苯丙胺类、海洛因、可卡因和氯胺酮等。我国吸毒者吸食的主要毒品是海洛因和苯丙胺类毒品。短时间内滥用、误用或故意使用大量毒品超过个体耐受量产生相应临床表现时称为急性毒品中毒,中毒者常死于呼吸或循环系统功能衰竭,有时发生意外死亡。目前,毒品中毒已成为许多国家继心脑血管疾病和恶性肿瘤后的重要致死原因。

(一)毒品分类

1. 麻醉(镇痛)药

(1)阿片类　是由未成熟的罂粟蒴果浆汁风干获取的干燥物,具有强烈镇痛、止咳、止泻、麻醉、镇静和催眠等作用。直接由阿片提取的有海洛因、吗啡、可待因、罂粟碱等;合成代用品有哌替啶、美沙酮、芬太尼、喷他佐辛、二氢埃托啡等。

(2)可卡因类　包括可卡因、古柯叶和古柯膏等。

(3)大麻类　包括大麻叶、大麻树脂和大麻油等。

2. 精神药

(1)中枢抑制药　镇静催眠药和抗焦虑药中毒详见前。

(2)中枢兴奋药　经常滥用的有苯丙胺及其衍生物,如甲基苯丙胺(俗称冰毒)、3,4-亚甲二氧基苯丙胺和3,4-亚甲二氧基甲基苯丙胺(俗称摇头丸)等。

(3)致幻药　包括麦角二乙胺、苯环己哌啶和麦司卡林等。氯胺酮俗称K粉,是苯环己哌啶衍生物,属一类精神药品。

(二)中毒原因

误食、误用、吸毒、滥用或医源性使用过量均可导致中毒,母亲中毒可使乳儿或胎儿中毒。

(三)毒物的吸收、代谢和排出

可口服、吸入(如鼻吸、烟吸、烫吸)、注射(皮下、肌内、静脉或动脉)或黏膜摩擦(如口腔、鼻腔或直肠)进入体内。脂溶性阿片类药(如吗啡、海洛因、丙氧芬、芬太尼和丁丙诺啡)进入血液后很快分布于体内组织,包括胎盘组织;可卡因、苯丙胺、氯胺酮进入血液循环,容易通过血-脑屏障,有兴奋中枢的作用;大麻作用机制尚不清楚。多数毒品作用时间取决于肝代谢速度,大部分代谢物由尿中排出,小部分以原形经尿和通过胆汁、胃液经粪便排泄,可通过胎盘进入胎儿体内。

(四)急性中毒识别

1.问询识别　详细询问受毒害人员的嗜好、摄入药物的类型、剂量及服用时间等。

2.观察识别

(1)观察现场　看现场受毒害人员身边和室内有无药瓶或盛放毒物的容器。注意收集剩余药物、呕吐物以供送检。

(2)观察受毒害人员　表现与个体耐受性、摄入药物类型及剂量有关。

1)麻醉药　①阿片类中毒:严重者可发生昏迷、呼吸抑制。吗啡中毒典型表现为昏迷、瞳孔缩小或针尖样瞳孔和呼吸变慢的"三联征",伴有口唇发紫和血压下降;海洛因中毒时除具有吗啡中毒"三联征"外,可有严重心律失常、心源性肺水肿,病死率很高;哌替啶中毒时除血压降低、昏迷和呼吸抑制外,可出现心动过速、瞳孔扩大、抽搐、惊厥和谵妄等;芬太尼常引起胸壁肌强直;美沙酮尚可出现失明、下肢瘫痪等。急性重症中毒者,大多在12h内死于呼吸衰竭,存活48h以上者预后较好。②可卡因中毒:我国滥用者很少。急性重症中毒时,表现奇痒难忍、肢体震颤、肌肉抽搐、癫痫大发作、体温和血压升高、瞳孔散大、心率增快、呼吸急促等。③大麻中毒:一次大量吸食会引起急性中毒,出现高热性谵妄、惊恐、躁动不安、意识障碍或昏迷,同时球结膜充血、心率增快和血压升高等,有的出现短暂抑郁状态,悲观绝望,有自杀念头。

2)精神药　①苯丙胺类中毒:表现精神兴奋、动作多、焦虑、紧张、幻觉,严重者出汗、颜面潮红、瞳孔散大、血压升高、心动过速、呼吸增强、高热、震颤、肌肉抽搐、惊厥或昏迷,也可发生高血压伴颅内出血,常见死亡原因为弥散性血管内凝血(DIC)、循环或肝肾功能衰竭。②氯胺酮中毒:表现神经精神症状,如精神错乱、语言含糊不清、幻觉、高热及谵妄、肌颤和木僵等。

(五)急性中毒救护原则

1.尽早拨打急救电话。

2.口服或吸入中毒,意识清醒者催吐后送往医院。

3.如发现皮下注入毒品,应迅速紧缚注射局部的上方(以停止静脉回流为度),局部冷敷,以延缓吸收,但结扎应间断放松。

4.意识模糊或昏迷者保持气道通畅,尽快送往医院治疗。

5.呼吸停止者,立即行人工呼吸。

6.保留药物、药瓶及呕吐物以便分析和法医鉴定。

(六)防毒常识

珍爱生命,远离毒品。严格管理麻醉镇痛药和精神药品,要专人负责保管。肝、肾或肺功能障碍患者应遵医嘱用药,避免过量使用药品,危重症患者或年老体弱者要减量用药。

【能力检测】

(一)单项选择题

1. 患者,女,在家被发现昏睡不醒,流涎、大汗,呼吸有酸臭味,旁边有个透明无标志空塑料瓶。最可能发生了 （ ）
   A. 安眠药中毒　　　　B. 有机磷中毒　　　　C. 毒品中毒　　　　D. 一氧化碳中毒

2. 患者,男,昏倒在燃气热水器浴室里,被发现时正在洗澡,面色潮红,口唇呈樱桃红色。最可能发生了 （ ）
   A. 安眠药中毒　　　　B. 有机磷中毒　　　　C. 毒品中毒　　　　D. 一氧化碳中毒

3. 下列哪项为食物中毒 （ ）
   A. 饮用水被污染引起的重金属中毒　　　　B. 服用药物不当引起的中毒
   C. 冒险食用河豚引起的中毒　　　　D. 中毒性细菌性痢疾

4. 食物中毒与流行性传染病的根本区别在于 （ ）
   A. 人与人之间有无传染性　　　　B. 较短时间内有大量的患者出现
   C. 有一定潜伏期　　　　D. 有相似的临床表现

5. 毒蕈中毒的常见原因是 （ ）
   A. 加热不彻底　　　　B. 未加碱破坏有毒成分
   C. 误食　　　　D. 有害化学物质污染

6. 中毒的一般救护原则不包括 （ ）
   A. 清除皮肤黏膜上未吸收的毒物　　　　B. 加速药物排泄,减少药物吸收
   C. 对昏迷状态的患者催吐　　　　D. 注意保留呕吐物

7. 毒品不包括 （ ）
   A. 肉毒　　　　B. 海洛因
   C. 甲基苯丙胺(冰毒)　　　　D. 吗啡、大麻、可卡因

(二)填空题

8. 毒物可经_____、_____、_____、伤口及注射等途径吸收入体内。

9. 吗啡中毒典型表现为_____、_____或_____和呼吸变慢的"三联征",伴有口唇发紫和血压下降。

(三)简答题

10. 什么是中毒?
11. 简述急性有机磷农药中毒的救治原则。
12. 简述食物中毒的分类。

（马怡婷　费素定）

任务九　常见急症救护

　　常见急症是指各种原因引起的机体器官功能急剧变化导致威胁生命或健康的突发临床病症,需要紧急处理,早期有效干预与临床预后密切相关。常见的急症有意识障碍、晕厥、休克、急性冠脉综合征、高血压急症、脑卒中、糖尿病急症、支气管哮喘、癫痫、高热惊厥等。这些急症如未及时处理,往往会导致严重后果。本章主要介绍此类病症的发病特点及院前应急救护的原则。

一、意识障碍

　　意识障碍是指人对周围环境及自身状态的识别和觉察能力出现障碍。多由于高级神经中枢功能活动(意识、感觉和运动)受损所引起,可分为觉醒度下降和意识内容变化两方面,前者表现为嗜睡、昏睡和昏迷,后者表现为意识模糊和谵妄等。

9-1 思维导图
意识障碍

9-2 PPT
意识障碍

　　以觉醒改变为主的意识障碍:

　　1.嗜睡　是意识障碍的早期表现。患者表现为睡眠时间过度延长,但能被唤醒,醒后可配合检查及回答简单问题,停止刺激后很快又入睡。

　　2.昏睡　比嗜睡较重的意识障碍。患者处于沉睡状态,正常的外界刺激不能使其觉醒,高声呼唤或其他较强烈刺激方可唤醒,对言语的反应能力尚未完全丧失,可作含糊、简单而不完全的答话,停止刺激后又很快入睡。

3.昏迷　是最为严重的意识障碍,患者意识完全丧失,各种刺激不能使其觉醒,无有目的的自主活动,不能自发睁眼。昏迷按严重程度分为三级。

(1)轻度昏迷　意识完全丧失,可有较少的无意识自发动作。对周围事物及声、光等刺激无反应,对强烈刺激如疼痛刺激可有回避动作及痛苦表情,但不能觉醒。吞咽反射、角膜反射、瞳孔对光反射、眼球运动等均可存在。生命体征无明显变化。

(2)中度昏迷　对周围事物和各种刺激均无反应,对剧烈刺激的防御反射、角膜反射和瞳孔对光反射减弱,大小便潴留或失禁。生命体征已有改变。

(3)深度昏迷　对外界任何刺激无反应,全身肌肉松弛,眼球固定,瞳孔散大,深浅反射均消失,大小便失禁。生命体征已有明显改变,呼吸不规则,血压或有下降。

以意识内容改变为主的意识障碍:

1.意识模糊　表现为注意力减退,情感反应淡漠,定向力障碍,活动减少,语言缺乏连贯性,对外界刺激可有反应,但低于正常水平。

2.谵妄　是一种急性的脑高级功能障碍,以兴奋性增高为主的高级神经中枢急性活动失调状态,患者对周围环境的认识及反应能力均有下降,表现为认知、注意力、定向、记忆功能受损,思维推理迟钝,语言功能障碍,错觉、幻觉、睡眠觉醒周期紊乱等,可表现为紧张、恐惧和兴奋不安,甚至可有冲动和攻击行为。病情常呈波动性,夜间加重,白天减轻,常持续数小时或数天。

导致意识障碍的原因可分为两大类:颅内原因和颅外原因。颅内原因包括脑血管病、颅内感染、颅内占位性病变、颅脑外伤、颅内高压、癫痫等;颅外原因包括全身感染性疾病、内分泌及代谢疾病、心血管及呼吸系统疾病、水电解质代谢紊乱、急性中毒、严重缺氧、中暑等。

(一)急症特点

意识障碍表现为患者觉醒状态和(或)意识内容的改变,其中昏迷为最严重状态。根据意识障碍患者的起病情况、既往疾病史、伴随症状等,可以为病因判断、病情评估和应急救护提供线索。

1.起病形式　突发的意识障碍多提示急性脑血管病、急性中毒、急性颅内感染等,渐进式意识障碍往往提示代谢紊乱,活动中出现的意识障碍提示急性脑血管病。

2.基础疾病　患者基础疾病史往往也能为病因判断提供线索,有慢性阻塞性肺疾病病史需考虑肺性脑病,有高血压病病史的需考虑急性脑血管病,有糖尿病病史的需考虑低血糖、糖尿病酮症酸中毒、糖尿病高渗性昏迷等糖尿病并发症,慢性肝肾疾病患者需考虑肝性脑病、尿毒症脑病等。

3.高热　常见于急性感染性疾病,也可见于甲亢危象、中暑、中枢性高热(严重颅内病变)等。

4.低体温　可见于冻伤、休克、低血糖、镇静类药物中毒、甲状腺功能减退症、黏液性水肿等。

5.呼吸异常　深大呼吸提示酸中毒,呼吸缓慢提示镇静类药物中毒、吗啡中毒、颅内高压等,潮式呼吸提示大脑广泛性损害和间脑病变等。

6.剧烈头痛　可见于高血压急症、蛛网膜下腔出血等疾病。

7. 恶心、呕吐　颅内疾病所致颅内压增高、药物中毒、糖尿病急症等,可伴恶心、呕吐表现。

8. 精神症状　可见于颅内感染、低血糖、癫痫等。

9. 抽搐　可见于急性脑血管病、癫痫、颅内感染、颅内占位、颅脑外伤等。

10. 皮肤黏膜表现　发绀多为心肺疾病所致缺氧、亚硝酸盐中毒等,黄染可能为肝性脑病或急性中毒,口唇樱桃红提示一氧化碳中毒,瘀点瘀斑可见于血液病、流行性脑膜炎、脓毒症等,皮肤干燥见于阿托品中毒、中暑等,皮肤湿冷见于休克、低血糖等。

11. 瞳孔改变　瞳孔缩小见于阿片类或镇静催眠类药物中毒、有机磷农药中毒,瞳孔散大见于低血糖、阿托品过量等。

(二)应急救护原则

1. 评估周围环境,将患者转移至安全环境,以确保救治者和患者的安全。

2. 及时拨打急救电话,尽快送患者至医院急救。

3. 保持患者呼吸道通畅,让患者采取稳定的侧卧体位,头偏向一侧,如有呕吐,及时清除口腔内呕吐物,防止误吸或窒息。

4. 患者如果出现呼吸异常(呼吸微弱、浅、慢或不规则以及叹息样呼吸)并伴有严重缺氧表现(皮肤、口唇青紫),应立即实施呼吸支持,开放气道,口对口人工呼吸或使用简易呼吸器辅助呼吸。

5. 密切观察病情,注意神志、血压、呼吸、脉搏等生命体征,如果出现心跳呼吸骤停,应立即进行心肺复苏。

6. 积极处理合并症,如有外伤所致出血,则及早采取止血措施,如有高热或中暑表现,则及时予以头部、颈部、腋下、腹股沟等处冰袋冷敷等物理降温措施,如有冻伤或低体温表现,则应及时做好保暖措施。

(三)注意事项

1. 突发意识障碍,尤其是昏迷,无论何种原因所致,都提示病情的严重性,需尽快得到现场的应急医疗救护,并进一步送医院治疗。

2. 突发意识障碍可能导致跌倒、受伤、气道梗阻等情况,现场救护中确保患者安全、保持气道通畅显得十分重要。将患者置于安全的环境,保持稳定的侧卧位,及时清除气道分泌物,保持气道通畅。

3. 突发的、持续的意识丧失可能是昏迷,也可能是发生了心搏骤停,两者需要进行鉴别。对于突发意识丧失患者,应进一步评估是否有自主呼吸和大动脉搏动,如意识丧失且无自主呼吸,不能触及大动脉搏动,则判断为心搏骤停,应立即进行心肺复苏,否则患者无生还可能。如果患者仅仅为昏迷,则重点关注是否存在气道梗阻和缺氧表现。

4. 现场关注患者生命体征的同时,还要注意患者是否有头部外伤,呼出的气体有无特殊气味,烂苹果味提示糖尿病酮症酸中毒,大蒜味提示有机磷农药中毒,氨味提示肝性脑病,尿臭味提示尿毒症等,是否伴有口唇青紫、出汗、面色苍白等表现。

5. 对有颅脑外伤或者颈部外伤患者及时用颈托保护颈部,意识障碍患者的搬运应注意保持脊柱呈水平线,不要旋转或折弯,防止脊柱损伤或损伤加重。

二、休克

【案例导入】

患者,男性,81 岁,发热咳嗽 1 周,神志淡漠 1 天。既往有糖尿病病史 20 余年,胰岛素治疗中,血糖控制尚可。体检:体温 38.8℃,脉搏 110 次/min,呼吸 30 次/min,血压 88/56mmHg。两肺呼吸音粗,右肺可闻及湿啰音,心率 110 次/min,律齐。

问题:应如何救护该患者?

休克是指各种强烈的致病因素引起的有效循环血容量急剧减少,导致机体组织血流灌注不足为特征的循环衰竭状态。休克不是一种疾病,而是一种急性临床综合征,严重者可致死亡,必须立即予以救治。

9-3 思维导图 休克　　9-4 PPT 休克

根据病因学分类,休克可分为 5 大类。

1.低血容量性休克　由于大量失血或体液丢失,造成机体短时间内有效循环血容量急剧减少,组织血液灌注不足而导致休克的发生。见于消化道、胸腹腔、创伤大出血、严重的腹泻、呕吐以及烧伤、中暑等。

2.心源性休克　由各种心脏疾病导致的心功能障碍、心脏泵血不能满足组织的需要而导致的休克。见于心肌梗死、重症心肌炎、心包填塞、恶性心律失常、心脏瓣膜疾病等。

3.感染性休克　细菌、真菌、病毒等各种病原微生物侵入机体导致全身炎症反应综合征,持续发展出现低血压和组织血液灌注不良,经充分容量复苏仍不能纠正。

4.过敏性休克　由药物、食物、花粉、异性蛋白等过敏原引起的严重的全身性变态反应,全身毛细血管扩张和通透性增加,导致有效循环血容量减少,机体组织血液灌注不足。

5.神经源性休克　由严重颅脑和脊髓疾病、麻醉药过量等引起,血管神经调节障碍,血管扩张、有效循环所需血容量不足导致休克的发生。

(一)急症特点

1.大量血液、体液丢失,存在严重感染、心肌梗死、心肌炎、过敏等导致休克发生的病因,并有相应的临床表现。

2.神志淡漠或烦躁不安、嗜睡,甚至昏迷。

3.皮肤苍白或湿冷、花斑。

4.低血压(收缩压低于 90mmHg 或较基础血压降低大于 30%、脉压小于 30mmHg)、脉搏细速、心动过速(心率大于 100 次/min)。

5.尿量减少,少尿(尿量少于 30ml/h)或无尿。

(二)应急救护原则

1.休克为临床急症,应立即呼叫救护车,尽快将患者送往医院救治。

2.使患者置平卧位,腿部抬高,有利于血液回流至心脏,保证心脑等重要器官血供。对于存在呼吸急促不能平卧的患者,可采取半卧位。

3.给患者盖上衣物或毛毯等保暖,维持体温。

4.注意监测神志、体温、血压、脉搏、呼吸等生命体征,记录尿量。

5.有条件者给予吸氧。

6.去除可能的病因,如有创伤出血应给予压迫止血,有可疑过敏原,应立即停止接触。

7.保持呼吸道通畅,对于呕吐、神志不清的患者可将头部偏向一侧,并及时清除口腔异物或分泌物。

8.如有心搏骤停,应立即进行心肺复苏。

(三)注意事项

1.导致休克的病因很多,应注意病史的询问,有无胸痛、胸闷等心脏病表现,有无大量血液、体液丢失的情况,有无发热、寒战等感染表现,有无糖尿病、高血压等慢性病史,有无药物、食物过敏史和昆虫叮咬史等。

2.低血压是休克的重要临床特征,但在休克早期,患者血压可以正常或轻度增高,此时应关注患者是否存在可能导致休克发生的病因,是否有心动过速、呼吸急促、尿量减少等临床表现,并及早予以干预。

3.高血压患者,应询问基础血压,如收缩压低于基础血压30%以上,需考虑休克的存在。

9-5 视频
休克救护

三、晕厥

【案例导入】

患者,男,60岁,1h前起床小便时突发头晕、黑蒙,随即神志不清,呼之不应,持续约半分钟后神志转清,现在感头晕、乏力,无恶心、呕吐,无胸闷、心悸。体检:体温36.6℃,脉搏78次/min,呼吸18次/min,血压110/66mmHg。神志清,对答好,四肢活动正常。

问题: 应如何救护该患者?

晕厥是常见的临床症状,是由于一过性广泛性脑供血不足所致的短暂意识丧失状态,发作时患者因肌张力消失不能保持正常姿势而倒地。一般为突然发作,迅速恢复,很少有后遗症。

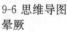

9-6 思维导图　　9-7 PPT
晕厥　　　　　　晕厥

导致晕厥的原因很多,机制复杂。晕厥可分为神经介导的反射性晕厥、体位性低血压性晕厥和心源性晕厥三大类。

1.**神经介导的反射性晕厥**　包括血管迷走性晕厥(由情绪紧张和长时间站立诱发,伴出汗、面色苍白、恶心呕吐等表现)、情境性晕厥(发生于咳嗽、排尿、胃肠道刺激、餐后、运动后等特定触发因素后)、颈动脉窦性晕厥(颈部局部受压)等,其中血管迷走性晕厥最为常见。

2.**体位性低血压性晕厥**　发生在起立动作后,晕厥时血压降低,与自主神经功能衰竭、药物使用以及存在血容量不足(严重的出血、腹泻、呕吐)等因素相关。

3.**心源性晕厥**　由心律失常(心率过快或过慢)、器质性心血管疾病所致,危险性较大,需要及时送医院治疗。

血管迷走性晕厥是最常见的,其次为心源性晕厥,在老年患者中心源性晕厥发病率较高,体位性低血压性晕厥亦多见,年轻人群中最为常见的导致晕厥的原因是反射性晕厥。由于晕厥病因的多样性,同样是晕厥,病情的轻重不一,老年人的晕厥通常病情较为复杂,危险性大,需要立即得到专业救护员的救护。

(一)急症特点

晕厥往往突然发生,迅速恢复,呈一过性表现。发作时因缺乏防护,可能会跌倒摔伤而发生意外伤害。

晕厥的发生可分为三个阶段。

1.前期　表现为头晕、乏力、面色苍白、心悸、出汗、黑蒙、视物模糊等晕厥先兆症状。

2.发作期　患者发生意识丧失、肌张力消失、跌倒等。

3.恢复期　患者意识恢复,可伴有嗜睡、乏力、头晕、恶心、胸闷、出汗等不适。

发生晕厥的同时可伴随以下表现:

1.伴面色苍白、出冷汗、恶心、乏力等自主神经功能障碍表现,多见于血管迷走性晕厥。

2.伴血压降低,见于血容量不足、药物因素引起的体位性低血压性晕厥。

3.伴胸痛、胸闷、心悸、心率或心律明显异常,见于心源性晕厥。

4.伴抽搐,可见于脑部疾病或心源性晕厥。

5.伴呼吸深快、手足发麻、抽搐,见于换气过度、癔症等。

6.伴出汗、心悸、饥饿感,见于低血糖。

(二)应急救护原则

1.将患者仰卧于平地上或床上,头部略低,松开过紧的衣领和腰带等。

2.开窗通风,保持室内空气清新。

3.观察患者神志、呼吸、脉搏、血压等生命体征,检查患者有无外伤。

4.患者醒后如有大汗淋漓、持续头痛、头晕、胸痛、胸闷、心悸、恶心、呕吐、口唇青紫,以及脉搏过快过慢或脉律不齐、血压明显低于或高于正常时,应立即呼叫救护车,送医院进一步检查和治疗。对频繁发作的晕厥以及老年人发生的晕厥,也应尽快送医院检查以明确晕厥原因。

5.大部分晕厥存在血容量暂时性相对不足,可给患者适量饮水补充血容量,对可能存在低血糖的患者,给予含糖饮料及食物。

6.不要急于让患者站立起来,要确认患者意识完全恢复并有能力起来时,再帮其缓慢坐起,使之有一个适应过程,以免再次摔倒。

(三)注意事项

1.大多数晕厥为反射性晕厥,多数情况下晕厥本身不会导致严重伤害,但在患者突发意识丧失时,由于缺乏自身防护,可能会发生摔伤等意外伤害事件,应注意防范。

2.加强对公众的健康教育,使之了解晕厥相关知识。当出现头晕、乏力、出汗、心悸、黑蒙等晕厥先兆时,应主动降低体位,在相对安全的区域,采取坐位、平卧位等体位,缓解脑供血不足,避免晕厥的发生,减轻由于突发意识丧失后摔倒所致的伤害。长时间卧位、坐位或蹲位时不要猛然站起,尤其是老年人和服用降压药物的人。加强体育锻炼,提高身体素质,预防晕厥发生。

3. 心源性晕厥危险性非常大,有较高的猝死可能性。现场救护时应注意对心源性晕厥的识别。有吸烟、高血压、高血脂、糖尿病等心血管危险因素和心脏病的患者,存在脉搏过快过慢或脉律不齐的要高度警惕心源性晕厥,应立即呼叫救护车,送医院救治。

9-8 视频
晕厥的应急
救护

四、急性冠脉综合征

【案例导入】

患者,男,45 岁,左胸痛 3h,既往有高血压病史 8 年,服用降压药,血压控制尚可。体检:体温 36.8℃,脉搏 88 次/min,呼吸 18 次/min,血压 130/78mmHg。神志清,两肺呼吸音清,未闻及干湿啰音,心率 88 次/min,律齐。心电图:急性前壁心肌梗死。

问题:应如何救护该患者?

急性冠脉综合征是指冠状动脉内不稳定的粥样斑块破裂或糜烂引起血栓形成,血管严重狭窄或阻塞导致的心脏急性缺血综合征,包括 ST 段抬高型心肌梗死、非 ST 段抬高型心肌梗死和不稳定型心绞痛。在我国急性冠脉综合征发病率在逐年增加。

9-9 思维导图　　9-10 PPT
急性冠脉综　　急性冠脉综
合征　　　　合征

急性冠脉综合征急性发病,多与血管内膜损伤或斑块破裂有直接关系。内膜损伤常诱发血管痉挛,在血管痉挛基础上可伴有继发血栓形成,斑块破裂则多诱发急性血栓形成。急性血栓的形成可造成心肌缺血坏死,可导致心肌电生理活动紊乱,出现各种心律失常,其中室性心动过速和室颤为致命性心律失常,需要紧急救治。心肌的缺血坏死还可造成心脏功能损害,导致急性心功能不全的发生。

(一)急症特点

1. 有心血管高危因素的人群是急性冠脉综合征的高危人群。常见的心血管高危因素包括吸烟、高血压、高血脂、糖尿病、缺乏运动以及心血管病家族史。同时拥有的心血管危险因素越多,患病的可能性就越大。

2. 劳累、突然用力、剧烈运动、情绪激动、饱餐、寒冷等均为急性冠脉综合征发病的诱因。

3. 胸痛胸闷是急性冠脉综合征最主要的临床表现。胸痛主要位于心前区或胸骨后,呈压榨样、闷胀性或窒息性疼痛,可放射至左肩、左上肢前内侧,到达无名指和小指,或至颈部、咽喉部、下颌等。心绞痛的疼痛持续时间在 3~5min,不超过 15min,经休息和舌下含服硝酸甘油能缓解。心绞痛可反复发作,如频繁发作、程度加重,则有向心肌梗死发展的可能,应引起重视。而心肌梗死的疼痛程度较重,持续时间较长,数小时或数天,休息或硝酸甘油含服不能缓解。胸闷多表现为胸部压迫感、紧缩感,严重时可出现呼吸困难。急性冠脉综合征还可伴有出汗、恶心、呕吐、面色苍白、口唇发绀等表现,严重者可有低血压、皮肤湿冷、脉搏细速等休克表现。

(二)应急救护原则

1.急性冠脉综合征为临床急症,易并发室性心动过速或室颤等致命性心律失常,故应立即拨打急救电话,转送医院紧急救治,转送救护车要求配备除颤仪。

2.让患者原地休息,避免情绪紧张、激动,避免用力,避免任何体力活动,以减轻心脏负荷,并保持患者舒适体位,如卧位或半卧位。

3.密切观察患者病情,注意观察神志、脉搏、呼吸、血压、体温等生命体征,一旦发生心搏骤停,应立即进行心肺复苏。

4.协助患者服用硝酸甘油、阿司匹林等药物。硝酸甘油可扩张冠状动脉,降低心肌氧耗,缓解胸痛、胸闷等症状,首次舌下含服1片,若症状未缓解,可于5min后再次给药,但应注意血压监测,如血压低于90/60mmHg或低于基础血压30%以上者不能服用此药。阿司匹林为抗血小板药物,可予300mg嚼服;如对阿司匹林过敏、有出血倾向以及有严重消化道出血者不建议使用。

5.有条件者予以吸氧。

(三)注意事项

1.急性冠脉综合征患者发生致命性心律失常、猝死的风险较大,发病后切忌自行前往医院,而应尽早拨打急救电话,由救护车送至医院诊治。

2.急性冠脉综合征患者经紧急现场救护后,应尽快送至有冠脉介入治疗条件的医院。

3.重视冠心病的预防,积极改善易患冠心病的危险因素,改良生活方式,戒烟,控制高血压、高血脂、高血糖,坚持运动,定期检查,早期发现,早期治疗。对已患冠心病的患者,还应积极药物治疗,有效避免急性冠脉综合征的发生。

9-11 视频
急性冠脉综合征的应急救护

五、高血压急症

【案例导入】

患者,男,45岁,头痛伴呕吐4h,既往有高血压病史3年,未正规服用降压药。体检:体温36.5℃,脉搏92次/min,呼吸18次/min,血压186/100mmHg。神志清,两肺呼吸音清,未闻及干湿啰音,心率92次/min,律齐。

问题:应如何救护该患者?

高血压急症是指血压短时间内严重升高,通常收缩压>180mmHg和(或)舒张压>120mmHg,并伴发进行性心、脑、肾、大血管等靶器官损害。高血压急症的靶器官损害主要表现为高血压脑病、急性脑卒中(脑出血或脑梗死)、急性冠脉综合征、急性左心衰竭、主动脉夹层以及子痫前期和子痫等。高血压急症危害严重,通常需要立即进行治疗以减轻靶器官损害。

9-12 思维导图
高血压急症

9-13 PPT
高血压急症的应急救护

　　高血压急症发病机制复杂,在各种诱因,如应激因素(严重精神创伤、情绪过于激动等)、神经反射异常、内分泌激素水平异常等作用下,交感神经张力亢进、缩血管活性物质释放增加,诱发短时间内血压急剧升高。同时,全身小动脉痉挛导致压力性多尿和循环血容量减少,反射性激活缩血管活性物质,导致进一步的血管收缩和炎性因子的产生,形成恶性循环。升高的血压可造成血管内皮损伤,小动脉纤维素样坏死,引起缺血、缩血管活性物质进一步释放,继而形成恶性循环,加重损伤。再加上肾素-血管紧张素系统、压力性利钠作用等因素的综合作用,导致终末器官灌注减少和功能损伤,最终诱发心、脑、肾等重要器官缺血和高血压急症。

(一)急症特点

　　受损的靶器官不同,高血压急症临床类型不同,临床表现也各不相同,但共同的特征是短时间内血压急剧升高,伴明显的头痛、眩晕、烦躁、恶心、呕吐、心悸、气急和视物模糊等临床表现。

　　1.高血压脑病　表现为急性发作的剧烈头痛、恶心、呕吐、意识障碍(意识模糊、嗜睡,甚至昏迷)。

　　2.急性脑卒中　表现为头痛、恶心、呕吐、不同程度的意识障碍、失语、言语含糊、偏侧肢体感觉障碍、运动障碍以及抽搐等。

　　3.急性冠脉综合征　表现为急性胸痛、胸闷、放射性肩背痛、咽部紧缩感、烦躁、出汗、心悸等。

　　4.急性左心衰竭　表现为呼吸困难、口唇发绀、不能平卧、咳嗽、咳粉红色泡沫样痰等。

　　5.主动脉夹层　撕裂样胸背痛、腹痛,根据累及血管部位不同,可伴肢体麻木、少尿、无尿等。

　　6.子痫前期和子痫　孕妇在妊娠20周到产后1周出现血压升高、蛋白尿和水肿,可伴有头晕、头痛、视物模糊、恶心等症状。子痫患者发生抽搐,甚至昏迷。

(二)应急救护原则

　　1.平卧休息,保持安静,稳定情绪,避免紧张。高血压急症需要紧急处理,应及时拨打急救电话,送医院进一步诊治。

　　2.密切观察病情,注意患者神志、血压、心率、呼吸、脉搏等指标,如出现心跳呼吸骤停,应立即给予心肺复苏。

　　3.如患者伴有恶心呕吐,应将头偏向一侧,以防呕吐物堵塞而窒息。

　　4.若患者有呼吸困难,有条件者应给予吸氧。

　　5.患者血压升高伴胸闷、胸痛,可给予硝酸甘油0.5mg舌下含服,注意监测血压、心率。

(三)注意事项

　　1.孕妇、儿童血压升高,对靶器官损害更为严重,应特别重视,及早送医院诊治。

　　2.原有高血压,并已经造成心、脑、肾等重要器官受损害,即使血压升高未达到180/120mmHg,也应高度重视,及早就医。

　　3.对高血压患者进行健康教育,保持良好的生活方式,戒烟、坚持运动、低盐饮食等,规律服用降压药物,注意监测血压。定期体检,避免血压剧烈波动,减少心、脑、肾等重要器官的损害。

六、脑卒中

【案例导入】

患者,女,80岁,晨起突发言语不清伴右侧肢体活动障碍,并逐渐出现意识模糊。既往有"糖尿病、高血压"病史。体检:体温36.6℃,脉搏66次/min,呼吸20次/min,血压161/85mmHg。嗜睡,构音障碍,双侧瞳孔等大3mm,对光反射灵敏,右侧鼻唇沟变浅,口角左偏,伸舌略右偏。心肺听诊无殊。颈软,右侧肌力0级,左侧肌力V级,腱反射(++),右侧巴氏征阳性。

问题:应如何救护该患者?

脑卒中又称中风、脑血管意外,是一种急性脑血管疾病,是由于脑部血管突然破裂或因血管阻塞引起脑局部血液循环障碍,从而导致的神经功能缺损综合征。脑卒中具有发病率高、死亡率高和致残率高的特点。

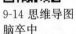

9-14 思维导图
脑卒中

9-15 PPT
脑卒中

脑卒中可分为出血性卒中和缺血性卒中两大类,前者包括脑出血、蛛网膜下腔出血,后者又称为脑梗死,包括脑血栓形成、脑栓塞及腔隙性梗死。脑卒中是引起中老年死亡的主要原因之一,幸存者常遗留偏瘫及言语障碍等神经功能方面的后遗症。大规模的临床试验证实早期干预能明显降低病死率并改善预后。

(一)急症特点

1.高危人群　多见于有高血压病史的50岁以上的中老年人。

常见的危险因素有高血压、吸烟、糖尿病、颈动脉狭窄、房颤、血脂异常、缺乏体育锻炼等。

2.发病诱因　常在情绪激动、劳累或剧烈活动以及暴冷时发病,少数也可在休息或睡眠中发生,寒冷季节多发。

3.临床表现

(1)症状突然发生。

(2)一侧肢体(伴或不伴面部)无力、笨拙、沉重或麻木。

(3)一侧面部麻木或口角歪斜。

(4)说话不清或理解语言困难。

(5)双眼向一侧凝视。

(6)一侧或双眼视力丧失或模糊。

(7)视物旋转或平衡障碍。

(8)既往少见的严重头痛、呕吐。

(9)上述症状伴意识障碍或抽搐。

脑梗死与脑出血的现场鉴别要点见表9-1。

表 9-1　脑梗死与脑出血的现场鉴别要点

	脑梗死	脑出血
发病年龄	多为60岁以上	多为60岁以下
起病状态	安静或睡眠中	动态起病(活动中或情绪激动)
起病速度	10余小时或1~2天症状达到高峰	10min至数小时症状达高峰
全脑症状	轻或无	头痛、呕吐、嗜睡、打哈欠等颅压高症状
意识障碍	无或较轻	多见且较重
神经体征	偏瘫	偏瘫

(二)应急救护原则

1. 观察生命体征,尤其是意识和呼吸,如出现心跳呼吸停止,应立即进行心肺复苏。

2. 识别脑卒中的早期迹象,及时拨打急救电话。

3. 伤病员需安静卧床,头部略抬高。

4. 保持呼吸道通畅,解开患者衣领,头偏向一侧,有假牙者应设法取出,防止呕吐物误吸。

5. 环境通风,有条件者可予吸氧。

6. 对症处理,如血压过高或过低、抽搐的处理,暂时禁止患者进食及进水。

7. 平稳搬动伤病员,在尽量减少震动、颠簸的条件下,迅速将伤病员送往医院救治。

9-16 视频
脑卒中的现
状与病因

9-17 视频
脑卒中的表
现

9-18 视频
脑卒中的识
别

9-19 视频
脑卒中的现
场急救

(三)注意事项

1. 根据面-臂-语言警示信号,可以很容易识别脑卒中(图 9-1)。注意开始发作时间,快速拨打急救电话并平稳转院。意识不清、抽搐、癫痫可能是脑卒中的并发症。

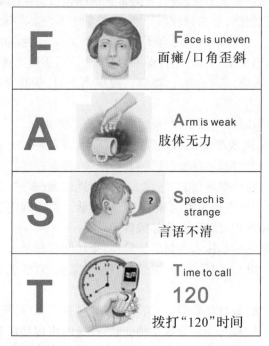

图 9-1　FAST 评分量表(面-臂-语言-时间评分量表)

2. 早期识别短暂性脑缺血发作很重要,早期治疗,减少脑卒中发作风险。

3. 倒地的患者,注意是否有外伤等。

4. 搬运患者时应平稳,尽量避免震动,尤其是脑出血者,以免病情加重。

5. 时间就是生命。目前,静脉溶栓公认的时间窗为发病后 6h 内。脑卒中应早期识别、早期诊断、早期治疗,才能降低致残率和死亡率。

七、糖尿病急症

【案例导入】

患者,男,55 岁,口干、多饮、多尿半年,加重伴体重下降 1 周。体检:体温 37.5℃,脉搏 100 次/min,呼吸 25 次/min,血压 150/95mmHg。神志淡漠,眼球下陷,皮肤黏膜干燥,呼气有烂苹果味,心肺听诊无异常。

问题:应如何救护该患者?

糖尿病是一种由于体内胰岛素的绝对或相对分泌不足而引起的以糖代谢紊乱为主的全身性疾病,主要表现为多饮、多尿、多食和消瘦("三多一少")。糖尿病急症主要有糖尿病酮症酸中毒、高血糖高渗状态、低血糖症。

9-20 思维导图　9-21 PPT
糖尿病急症　糖尿病急症

(一)急症特点

1.**糖尿病酮症酸中毒**　常呈急性发病,发病常见诱因包括急性感染、胰岛素不适当减量或突然中断治疗、饮食不当、创伤、手术、妊娠、分娩、精神刺激等。其临床表现为:

(1)糖尿病症状加重　发病前数天可有多尿、烦渴多饮和乏力症状的加重。

(2)神志状态　早期感头晕、头痛、精神萎靡,病情加重后逐渐出现嗜睡、烦躁,甚至昏迷。

(3)消化系统　食欲减退、恶心、呕吐、腹痛。腹痛明显时,腹肌紧张,偶有反跳痛,常被误诊为急腹症。

(4)呼吸系统　酸中毒时呼吸深快,严重时呼气中有烂苹果味。

(5)病情进一步发展,出现严重失水现象,尿量减少,皮肤黏膜干燥,眼球下陷,脉搏快而弱,血压下降,四肢厥冷;到晚期,各种反射迟钝甚至消失,直至昏迷。

2.**高血糖高渗状态**　起病隐匿,相对缓慢。常先出现口渴、多尿、乏力等糖尿病症状,病情逐渐加重出现典型症状,主要表现为脱水和神经系统症状。可出现皮肤黏膜干燥、淡漠、嗜睡、定向力障碍、幻觉、癫痫样发作、偏瘫,最终导致昏迷。

3.**低血糖症**　低血糖症的临床表现缺乏特异性,个体间差异很大,可归纳为两方面。

(1)交感神经兴奋　心悸、手抖、出汗、饥饿感、焦虑、紧张、软弱无力、面色苍白、四肢发凉、脉搏快而饱满等。

(2)中枢神经系统症状(脑功能障碍)　初期表现为精神不集中,思维和言语迟钝,头晕、步态不稳,可有幻觉、躁动、易怒、行为怪异等精神症状,严重时出现抽搐及昏迷。

(二)应急救护原则

1.评估病情,观察生命体征变化。

2.置患者于安静处,取平卧位,保持气道通畅。昏迷者头偏向一侧,防止误吸。

3.环境通风,有条件者可予吸氧。

4.如有条件者,立即检查血糖,鉴别昏迷的性质,明确是高血糖引起的昏迷还是低血糖引起的昏迷。

5.不管糖尿病急症是低血糖引起的还是高血糖引起的,都必须鼓励他们进食甜食或糖水。

6.拨打急救电话,迅速护送至医院抢救。

(三)注意事项

1.高血糖症是逐渐演变的,它可以在一个较长的时间内没有任何症状,但低血糖症通常突发和威胁生命。

2.识别低血糖最重要,诊断后立即给予升糖治疗。

3.若发生抽搐或精神异常,应保护患者安全。

八、支气管哮喘

9-22 视频糖尿病低血糖昏迷的应急救护

【案例导入】

患者,男,40岁,感冒后出现咳嗽咳痰,胸闷喘息,咳大量白色泡沫痰。体检:体温38.6℃,脉搏96次/min,呼吸24次/min,血压130/75mmHg。神志清,两肺呼吸音粗,听诊两肺弥漫性哮鸣音。心率偏快,律齐。

问题:应如何救护该患者?

支气管哮喘简称哮喘,是由多种细胞(如嗜酸性粒细胞、肥大细胞、中性粒细胞等)参与的气道慢性炎症性疾病,从而导致气道反应性增加。患者表现为反复发作性的喘息、气急、胸闷或咳嗽等症状。

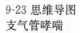

9-23 思维导图支气管哮喘　　9-24 PPT支气管哮喘

(一)急症特点

1.**危险因素**　分为宿主因素和环境因素两类。前者是指个体易感性,如遗传易患性、性别、种族等;后者主要包括某些诱发因素,如尘螨、花粉、真菌、动物毛屑、过敏的食物或药物、气候变化等。

2.**临床表现**

(1)咳嗽是支气管哮喘常见症状,一般表现为干咳或咳大量白色泡沫痰。

(2)发作性胸闷、气促和呼气性呼吸困难,严重者被迫采取坐位或呈端坐呼吸,甚至出现发绀。

(3)常在夜间和(或)清晨发作、加剧,这是哮喘的特征之一。多数患者可自行缓解或经治疗缓解,少数严重者可发展为重症哮喘。

(二)应急救护原则

1.观察生命体征,尤其是意识和呼吸,如出现心跳呼吸停止,应立即进行心肺复苏。

2.出现哮喘的先兆表现或者发病时,应嘱患者尽量放松,做好心理安慰。

3.将呼吸困难的患者移至舒适的位置、空气流通的环境,松开衣服,保持气道通畅。如有条件,应立即给予吸氧。

4.经过专业培训的救护员可帮助呼吸困难的患者使用支气管扩张剂。

5.立即拨打急救电话,迅速护送至医院诊治。

(三)注意事项

1.对哮喘患者进行哮喘知识教育,在哮喘发作时能进行简单的紧急自我处理。教育患者随身携带救命药——β_2 受体激动剂,如沙丁胺醇吸入剂等。

2.对支气管哮喘患者,尽量避免接触发作的诱因,进行规范化治疗。

3.救护员需要接受培训获取专业技能以识别支气管哮喘症状,掌握气雾剂使用方法。

九、癫痫

【案例导入】

患者,男,25 岁,突发意识不清,两眼凝视,口吐白沫,肢体抽搐,数分钟后缓解。目前神志清,颈无抵抗,心肺听诊无殊。四肢肌力正常,病理征阴性。

问题:该患者发作时应如何救治?

癫痫是一组由不同病因引起的慢性脑部疾病,以大脑神经元过度放电所致的短暂中枢神经系统功能失常为特征,具有反复发作的特点。

9-25 思维导图
癫痫

9-26 PPT
癫痫

(一)急症特点

1.常见病因　围生期损伤、颅脑外伤、病毒性脑炎、大脑发育异常、颅内出血、脑肿瘤等,婴儿、儿童突发高热也可能引起癫痫发作。

2.癫痫发作的分类　常分为部分性发作和全面性发作两大类。

3.临床表现

(1)部分性发作　根据有无意识改变分为单纯部分性发作、复杂部分性发作和部分性发作继发全面性发作。

(2)全面性发作

1)强直-阵挛性发作　是最常见、症状最为明显的一种发作形式,既往称之为大发作,以意识丧失、双侧肢体强直后紧接着有阵挛的系列活动为主要临床特征。

2)失神发作　突然发生和突然中止的意识丧失是失神发作的特征。

3)肌阵挛发作　表现为不自主、快速、短暂、触电样的肌肉抽动,可遍及全身,也可局限于某个肌群,常成簇发生。

4)阵挛性发作　表现为双侧肢体有节律地抽动,伴有或不伴有意识障碍。

5)强直性发作　全身骨骼肌强直性收缩,伴有明显的自主神经症状,如面色苍白等。

6)失张力发作　表现为头部、躯干或肢体肌肉张力突然丧失或降低,轻者可仅有点头动作,重者可导致站立时突然跌倒。

(二)应急救护原则

1.发现有癫痫发作时,应立即上前扶住患者,让其慢慢倒下,以免摔伤。

2.保护患者,避免受到外伤,移开周围对患者可能造成伤害的东西。

3.将薄的折叠毛巾或衣物垫在患者头下方以保护患者头部。

4.当发作结束后,让患者平卧,松开衣领,头转向一侧,以免呼吸道阻塞,如有条件给予吸氧。

5.家属或救护员应和患者待在一起,随时擦去患者的呕吐物。

6.立即拨打急救电话,将患者送往医院诊治。

(三)注意事项

1.一些癫痫患者在发作前有前驱症状,如感觉异常、胸闷、上腹部不适、恐惧、流涎等。因此,患者本人在预感到癫痫发作前应尽快离开一些危险的环境,寻找安全的地方坐下或躺下。患者家属也应了解患者发作前的表现,尽早做好预防措施。

2.发作时,不要强制在患者牙齿之间或嘴里放置任何东西。

3.不能限制发作,如在肢体抽搐时,不可强行按压肢体,以免造成外伤。

4.不移动患者,除非患者处于危险之中。

5.不能在患者意识完全恢复之前给其吃或喝任何东西。

6.不能采取任何措施企图弄醒患者。

7.遇到下列情况,需要拨打"120"急救电话:患者是第一次发作,无法预测发作严重程度及持续时间;癫痫发作时间超过5min;一次大发作后接着出现第二次发作,两次发作间歇患者的意识没有恢复;在发作期患者发生外伤;你认为患者需要急救处理。

十、高热惊厥

【案例导入】

患儿,女,8月龄,突发高热,短暂意识不清,四肢抽搐,伴两眼上翻,1min后缓解。体检:体温39.6℃,脉搏120次/min,呼吸26次/min。目前神志清楚,颈无抵抗,两肺呼吸音粗,未闻及明显干湿啰音,心脏听诊无殊。四肢肌力正常,病理征阴性。

问题:该患儿发作时应如何救治?

惊厥是大脑运动神经元兴奋性过度增高、突然大量异常放电,表现为全身骨骼肌不随意收缩运动及意识丧失。小儿惊厥是儿科的常见病、多发病,发生率较高,约4%～10%的小儿至少发生过一次惊厥,年龄越小越多见。

9-27 思维导图
高热惊厥

9-28 PPT
高热惊厥

(一)急症特点

1.病因 与婴幼儿大脑皮质功能未完善有关,又以高热惊厥最常见。

2.临床表现

(1)意识突然丧失。

(2)同时急剧发生全身性或局限性、强直性或阵挛性面部、四肢肌肉抽搐。

(3)多伴有双眼上翻、凝视或斜视。

(4)由于喉痉挛、气道不畅,可有屏气甚至颜面青紫。

(二)应急救护原则

1.观察生命体征,尤其是意识和呼吸,如出现心跳呼吸停止,应立即进行心肺复苏。

2.保持呼吸道通畅,患儿平卧,头转向一侧,及时清除口、鼻和咽喉内的分泌物或呕吐物,防止窒息及误吸。如有条件予以吸氧。

3.减少患儿刺激,保持安静。

4.做好安全防护,防止碰伤、摔伤。

5.立即拨打急救电话,将患儿送往医院诊治。

(三)注意事项

1.惊厥早期识别极其重要,惊厥发作前少数可有先兆。高热引起的惊厥,应积极降温,防止惊厥发作。

2.发作时,不要强制在患儿牙齿之间或嘴里放置任何东西。

3.对于牙关紧闭、抽搐的患儿,切不能强行撬开,更不可强行按压肢体,以免造成外伤。

【能力检测】

(一)单项选择题

1.昏迷伴口唇樱桃红色可见于　　　　　　　　　　　　　　　　　　　　（　　）
  A.有机磷农药中毒　　　　　　　　　　B.一氧化碳中毒
  C.氰化物中毒　　　　　　　　　　　　D.亚硝酸盐中毒

2.为防窒息,昏迷患者应采取的体位是　　　　　　　　　　　　　　　　（　　）
  A.平卧位　　　　B.半卧位　　　　　　C.侧卧位　　　　　　D.头低脚高位

3.危险性最大的晕厥是　　　　　　　　　　　　　　　　　　　　　　　（　　）
  A.血管迷走性晕厥　　　　　　　　　　B.体位性低血压性晕厥
  C.心源性晕厥　　　　　　　　　　　　D.发射性晕厥

4.患者发生晕厥时,紧急救护应采取的体位是　　　　　　　　　　　　　（　　）
  A.平卧位　　　　B.半卧位　　　　　　C.侧卧位　　　　　　D.站位

5.急性冠脉综合征的发病诱因不包括　　　　　　　　　　　　　　　　　（　　）
  A.寒冷　　　　B.情绪激动　　　　C.饥饿　　　　D.剧烈运动

6.心血管危险因素有　　　　　　　　　　　　　　　　　　　　　　　　（　　）
  A.高血压　　　　B.糖尿病　　　　　　C.高血脂　　　　　　D.以上都是

7.昏迷的主要特征是　　　　　　　　　　　　　　　　　　　　　　　　（　　）
  A.意识丧失　　　　　　　　　　　　　B.随意运动消失
  C.对外界刺激减缓或无反应　　　　　　D.以上都是

8.各型休克的共同特点是　　　　　　　　　　　　　　　　　　　（　　）

　A. 血压下降　　　　　　　　　　　　B. 中心静脉压下降

　C. 脉压缩小　　　　　　　　　　　　D. 有效循环血量锐减

(二)填空题

9.意识障碍表现为_____改变和(或)_____改变。

10.晕厥分为_____、_____和_____三大类。

11.有_____和_____的患者发生晕厥时,要警惕心源性晕厥。

12.心源性休克可见于_____、_____、心包填塞、恶性心律失常、心脏瓣膜病等疾病。

13.胸痛是急性冠脉综合征的主要症状,疼痛主要位于_____或_____。

14.心绞痛的疼痛持续时间为_____分钟,不超过_____分钟,经休息或舌下含服硝酸甘油可缓解。

15.脑卒中可以分为_____、_____两大类。

16.糖尿病是一种由于体内胰岛素的绝对或相对分泌不足而引起的以糖代谢紊乱为主的全身性疾病,主要表现为_____、_____、_____和消瘦。

(三)简答题

17.试述昏迷的分级和临床表现。如何对意识障碍患者实施应急救护?

18.简述休克的分型和现场救护原则。

19.晕厥的发生分为哪几个阶段?试述晕厥患者的应急救护原则。

20.什么是急性冠脉综合征?试述急性冠脉综合征的应急救护原则。

21.简述低血糖昏迷的常见临床表现和现场救护原则。

（查彦红　贺鹤群）

部分能力检测题参考答案

任务一 认识红十字运动

1. B 2. A 3. B 4. B 5. B 6. A
7. 战场救护 亨利·杜南
8. 1863 伤兵救护国际委员会
9. 索尔弗利诺回忆录
10. 1919 亨利·戴维逊
11. 红十字国际委员会 红十字会与红新月会国际联合会 国家红十字会或红新月会
12. 红十字与红新月国际大会
13. 红十字 红新月 红水晶
14. 标明 保护
15. 9 第二个周六
16. 战争法或武装冲突法 保护
17. 人道主义 1904
18. 1952 一

任务二 认识应急救护

1. D 2. B 3. A 4. D 5. A 6. A 7. B
8. 急救医疗服务系统 自动体外除颤仪
9. 挽救生命 防止恶化 促进恢复
10. 12～20 60～100
11. 复原体位

任务三 气道异物梗阻急救

1. A 2. C 3. C 4. A
5. V 6. 脐上两横指 胸骨中点 7. 背部叩击 胸部冲击

任务四 院前心肺复苏

1. C 2. B 3. C 4. A 5. D 6. B 7. C
8. 100～120 30:2

9.仰头举颏法　托颌法

10.胸外心脏按压　开放气道　人工呼吸

11.仰卧位　侧卧位

12.心肺复苏:对心跳、呼吸骤停患者采取连续的、多层次的生命支持措施,最终恢复患者循环、呼吸和大脑功能。

13.BLS:是指由专业或非专业人员(第一反应人)在事发现场对患者所实施的徒手救治,迅速建立人工的呼吸和循环,其目的是尽早供给心、脑等重要脏器氧气,维持基础生命活动,为进一步复苏创造有利条件。

任务五　外伤救护技术

1.A　2.D　3.C　4.D　5.C　6.C　7.D　8.D　9.C　10.A　11.A　12.A　13.A
14.C　15.C　16.C　17.D　18.A　19.D　20.C

任务六　意外伤害的救护

1.A　2.C　3.A　4.D　5.D　6.C　7.D　8.B　9.C　10.A　11.B　12.D　13.A
14.A　15.A　16.C　17.D

18.120　19.24　20.神经毒　血液毒　混合毒　21.近心　15　2　22.酸　碱

任务七　灾难救护

1.D　2.A　3.B　4.D　5.D　6.B　7.A　8.C　9.D　10.D　11.C　12.B

任务八　急性中毒救护

1.B　2.D　3.C　4.A　5.C　6.C　7.A

8.呼吸道　消化道　皮肤黏膜　9.昏迷　瞳孔缩小　针尖样瞳孔

任务九　常见急症救护

1.B　2.C　3.C　4.A　5.C　6.D　7.D　8.D

9.觉醒状态　意识内容

10.神经介导的反射性晕厥　体位性低血压性晕厥　心源性晕厥

11.心血管危险因素　心脏病

12.心肌梗死　重症心肌炎

13.心前区　胸骨后

14.3～5　15

15.出血性脑卒中　缺血性脑卒中

16.多饮　多尿　多食

参考文献

[1]Gulli G,Markus HS. The use of FAST and ABCD2 scores in posterior circulation,compared with anterior circulation,stroke and transient ischemic attack[J]. Journal of Neurology, Neurosurgery,and Psychiatry,2012,83(2):228-229.

[2]费素定,黄金银.急重症护理[M].3版.北京:高等教育出版社,2018.

[3]费素定.急重症护理实训指导[M].杭州:浙江大学出版社,2012.

[4]胡爱招.急危重症护理[M].杭州:浙江大学出版社,2010.

[5]贾建平,陈生弟.神经病学[M].8版.北京:人民卫生出版社,2018.

[6]刘文玲,胡大一,郭继鸿,等.晕厥诊断与治疗中国专家共识(2014年更新版)[J].中华内科杂志,2014,53(11):916-925.

[7]美国心脏协会.基础生命支持实施人员手册[M].杭州:浙江大学出版社,2016.

[8]饶明俐.中国脑血管病防治指南:2005版[M].北京:人民卫生出版社,2007.

[9]王惠珍.急危重症护理学[M].3版.北京:人民卫生出版社,2014.

[10]杨宗城.烧伤治疗学[M].3版.北京:人民卫生出版社,2006.

[11]张波,桂莉.急危重症护理学[M].3版.北京:人民卫生出版社,2012.

[12]中国红十字会总会.常见急症与避险逃生[M].北京:人民卫生出版社,2015.

[13]中国红十字会总会.救护概论与教学法[M].北京:人民卫生出版社,2015.

[14]中国红十字会总会.心肺复苏与创伤救护[M].北京:人民卫生出版社,2015.

[15]中国医师协会急诊医师分会,中国高血压联盟,北京高血压防治协会.中国急诊高血压诊疗专家共识(2017修订版)[J].中国急救医学,2018,38(1):1-13.

[16]中华人民共和国卫生行业标准.临床常用急救技术操作 第5部分:外伤患者紧急止血、包扎和搬运(WS 387.5-2012).

[17]中华医学会糖尿病学分会.中国2型糖尿病防治指南(2017年版)[J].中国实用内科杂志,2018,38(4):292-344.